Renée Bonanomi
Wie Heilung ohne Heiler geschieht

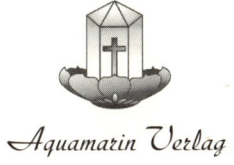

Aquamarin Verlag

Renée Bonanomi
Hrsg. von Katarina Michel

Wie Heilung ohne Heiler geschieht

Die heilende Kraft des Bewusstseins

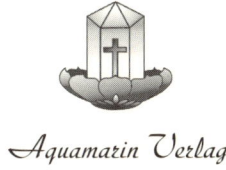

Originalausgabe

1. Auflage 2013

© Katarina Michel

Aquamarin Verlag GmbH • Voglherd 1 • D-85567 Grafing

Umschlaggestaltung: Annette Wagner

unter Verwendung von 4959619

© Anna Mironovas – Shutterstock.com

Druck: C.H. Beck • Nördlingen

ISBN 978-3-89427-636-2

Inhalt

Vorwort 7
Danksagung 10

1 Heilen und Dienen 11
2 Erkenntnis und Liebe 27
3 Aus der eigenen Mitte leben 47
4 Heilung und Bewusstsein 57
5 Wie Heilung ohne Heiler geschieht 81
6 Beziehungen und ihre Auswirkungen
   auf die Gesundheit 95
7 Praktische Fragen zum Alltag 121
8 Fallbeispiele 141

VORWORT

Renée Bonanomi ist ein einzigartiges Phänomen auf dem Feld der Heilung. Nicht nur aufgrund ihrer beeindruckenden Persönlichkeit, sondern auch wegen der Art und Weise, wie sie die geistige Heilung versteht, durchführt, lebt und auf andere wirken lässt. Wer Renée einmal „live" erlebt hat, weiß, wie schwer es ist, ihr Wesen und ihre Arbeit in Worte zu fassen. Es ist so, als wollte man einen wunderbaren sonnigen Tag oder einen zarten flatternden Schmetterling in die Hand nehmen und – wenn auch nur für ein Weilchen – behutsam festhalten.

Heilung im Sinne von Renée Bonanomi bedeutet: Es gibt keine Methode! Das ist das Faszinierende und für eine Journalistin und Co-Autorin gleichzeitig das Ambivalente in der Arbeit mit ihr. Authentizität und Wahrhaftigkeit des Heilungsgeschehens in Worte zu fassen, ohne damit die Ganzheit und Vollkommenheit zu zerstören, ist eine große Herausforderung. Aber wer würde sich dieser nicht bereitwillig stellen, wenn man dadurch an die Geheimnisse von Leben, Glück, Gesundheit und Liebe rühren darf?

In ihrem ersten Buch „Heilung geschieht im Jetzt" hat Renée Bonanomi die Grundlagen des geistigen Heilens dargelegt. Sie hat gezeigt, wie wahre Heilung geschieht – ohne Bezug auf eine bestimmte Technik oder eine konkrete Methode.

Das, was heilt, geschieht im Moment. Es ist ein „Klick im Universum". Es ist ein Zustand ohne Worte, ohne Vergleich, ohne Bewertung und ohne Heiler. Es ist ein bestimmter Zustand des Bewusstseins, der es jedem Einzelnen ermöglicht, einen – seinen – Weg zur wahren Heilung zu finden.

Es ist eine radikal neue Sicht auf das Heilungsgeschehen und gleichzeitig auf den Menschen. Nicht der Heiler spielt die entscheidende Rolle, nicht die Methode garantiert den Erfolg: Es ist der Mensch selbst und sein Bewusstsein, die den Schlüssel zum Gelingen halten.

Nach dem Erscheinen des ersten Buches sind viele Fragen entstanden. Zahlreiche Leser stellten, schriftlich oder mündlich, Fragen an Renée, um zu bestimmten Aussagen nähere Informationen und Erklärungen zu erhalten. Dabei reichte das Spektrum der Fragen von philosophischen Themen bis hin zu konkreten Situationen in der Begegnung zwischen Heiler und Heilungssuchendem.

Heilung – im tiefen Sinne von Renée Bonanomi – bedeutet nicht nur, von Beschwerden frei zu sein oder störende Krankheitssymptome loszuwerden, welche die Lebensfreude blockieren. Es bedeutet an erster Stelle, sich selbst im Spiegel anzuschauen. In jenem Spiegel, welcher in jedem Moment des Daseins durch die äußere Welt – durch unsere Umgebung und unsere Mitmenschen – vor uns gestellt wird. Er reflektiert unsere Wünsche, Beziehungen, Vorstellungen und Erwartungen, aber auch unsere Hoffnungen, Ängste

⊙ Vorwort

und Sorgen sowie unsere Zweifel oder die Sehnsucht nach Liebe. Es ist ein breites Spektrum der Fülle des Lebens. Aber ist das wirklich alles? Ist das Leben nur eine Spiegelung zwischen Äußerem und Innerem? Ist es nur die reine Kausalität von Ursache und Wirkung? Ist es das primitive Spiel zwischen Wünschen und Bekommen, das sich auf einer höheren Ebene als das Gesetz von Saat und Ernte oder im Sinne der östlichen Tradition als das Karma-Gesetz ausdrückt?

Inwieweit ist man von dem beschriebenen Spiegel oder der geschilderten Gesetzmäßigkeit abhängig? Und kann man von diesem Spiegel oder von der Kausalität des Karma-Gesetzes gegebenenfalls unabhängig werden? Wenn ja, wie hat man sich das vorzustellen?

Diese und ähnliche Fragen beschäftigen viele Leser von „Heilung geschieht im Jetzt". Der Alltag mit seinen Aufgaben ist nicht mehr die alleinige Herausforderung des Daseins. Der Mensch und seine innere geistige Entwicklung rücken in den Vordergrund, da der Einzelne sich selbst immer noch nur unzureichend kennt. Das Potenzial, welches im Bewusstsein des Menschen verborgen liegt, steht gerade erst vor der Entdeckung. In Renées Sicht wird sich dieser große Transformationsprozess ohne komplizierte wissenschaftliche Formeln und ohne esoterische Zaubereien vollziehen. Es ist ein stiller Weg – ein Weg voller Demut, Hingabe, Vertrauen und Liebe.

Dieses Buch ist außerdem konkreten Fragen des Alltags

gewidmet. Fragen, die eine wunderbare und wichtige Basis für das Erwachen eines neuen Bewusstseins darstellen. Renée Bonanomi bietet ausführliche Antworten, die einen lebendigen Kosmos zwischen geistiger Gesetzmäßigkeit und innerer menschlicher Entwicklung aufzeigen. Die Fragen sind bei Seminaren und Meditations-Treffen von Renée sowie aus unseren persönlichen Gesprächen entstanden.

Danksagung

An dieser Stelle möchte ich mich bei all denen bedanken, die sich dazu bereit erklärt haben, dieses Buch mit eigenen Anregungen zu fördern.

Mein besonderer Dank geht an Elsbeth Bühlmann. Elsbeth begleitet Renée in ihrer Arbeit und hat dieses Buch-Projekt mit ihrer Liebe und Achtsamkeit von Anfang an unterstützt. Danke, Elsbeth!

Über meinen Dank an Renée muss ich nicht sprechen – das Leben hält wunderbare Geschenke bereit, die von Liebe erfüllt sind. Die Liebe braucht keine Worte, die Liebe lebt sich selbst.

Ich wünsche jedem, zu dem dieses Buch findet, viele inspirierende Momente, in denen sich die innere Wahrheit, für die das Leben Renée Bonanomis so wunderbar Zeugnis ablegt, zu erkennen gibt. Momente, in denen die Flamme des Herzens entzündet wird...

In Dankbarkeit und Freude
Katarina Michel

1

HEILEN UND DIENEN

„Wir können hingehen, wo wir wollen,
wir begegnen immer der Vollkommenheit."

– RENÉE BONANOMI –

Das Heilen gehört zu den schönsten Fähigkeiten, mit denen ein Mensch begnadet sein kann. Viele spirituelle Schriften besagen, dass jedem Menschen diese Fähigkeit innewohnt. Jeder Mensch kann sich selbst heilen, da der wirksamste Heiler in jedem Herzen ruht. Was ist eigentlich das Ziel des Heilens? Sicherlich besteht es nicht nur darin, den von einer Krankheit betroffenen Menschen zur Genesung zu führen. Das höchste Ziel ist die Wiederherstellung der Harmonie, des Gleichgewichts und der Einheit. Derjenige, der diese Harmonie in sich selbst gefunden hat, darf sie dann auch weitergeben, da es das geheimnisvolle Wesen dieser Kraft ist, sich zu verbreiten.

Beim Heilen dient man nicht nur den Menschen, sondern an erster Stelle jener höheren Kraft, die sich in einem und durch einen manifestiert. Man verbleibt in einem permanenten Kontakt mit der Quelle der Liebe und Weisheit, ist ununterbrochen mit der absoluten Intelligenz vereint. Die vollkommen reine Heilkraft kann fließen und sich überall dort verströmen, wo sie benötigt wird. Sie ist ein leuchtender Strom der Liebe und Demut.

Viele sind von diesem Strom begeistert, wenn sie ihn erstmals in sich entdecken, und möchten oft nur für diese Energie leben. Sie legen alles Irdische ab und öffnen sich für die Inspiration aus höheren Sphären, um ihren Mitmenschen helfen zu können.

Kein Baum wächst und entfaltet aber seine Schönheit und Kraft ohne Wurzeln, die mit Achtsamkeit und Liebe gepflegt werden. Die Wurzeln gehören zur Erde, sind reine Materie, die dem Baum Halt gibt. Die Krone wächst zum Himmel. Nur dadurch findet die Ur-Kraft eines Baumes zur vollen Entfaltung. Das Heilen und das Leben des Alltags finden in der Liebe zu einer vollkommenen Vereinigung. Die Liebe bildet die Brücke zwischen dem Heilen und dem täglichen „Kampf ums Dasein". Es gilt die alte Weisheit: „Die Füße fest auf der Erde, aber den Kopf im Himmel."

Wer heilen will, ist an erster Stelle ein Diener der Liebe, die sich in ihm und durch ihn manifestieren möchte.

☉ Heilen und Dienen

Wer diesen Dienst antreten möchte, muss lernen, niemals etwas abzulehnen, niemanden zu beurteilen und nichts zu erwarten.

In der Geschichte finden sich viele Fälle über begnadete Heiler, die „dem Höheren" in sich dienten. Auch Pater Pio (1887-1968 San Giovanni Rotondo) war eine solche bemerkenswerte Persönlichkeit. Seine Tätigkeit beweist, dass das Heilen einer höheren Ordnung und das Dienen dem Gesetz des Gleichgewichts entspricht.

Pater Pio erlangte seine unglaubliche Berühmtheit auch dank vieler „Wunderheilungen", die mit seinem Wirken in Zusammenhang gebracht werden. Selbst wenn man den einen oder anderen Fall als Einbildung oder als natürliche, medizinisch greifbare Entwicklung erklären mag, bleiben doch so viele spektakuläre Heilungen von Kranken, die von der Medizin aufgegeben worden waren, dass nicht der geringste Zweifel bestehen kann, hier ein „Eingreifen aus einer anderen Dimension" annehmen zu müssen. Pater Pio wurde natürlich unzählige Male nach diesen „Heilungswundern" befragt, und er wurde nicht müde, immer wieder zu antworten: „Gott hat mir diese Gabe geschenkt. Danke Gott und nicht mir."

Dabei wäre es aber unzutreffend, Pater Pio als eine Art „unbewusstes Werkzeug" zu betrachten, um das noch unschönere Wort „Medium" zu vermeiden. Pater Pio wusste in allem, was er tat, stets genau, warum und wie er es tat.

Er gab eine bedeutsame Antwort, als er einmal gefragt wurde, woher er denn die innere Gewissheit nehme, zu einem nahezu gelähmten Menschen, der seit Jahren vollständig bettlägerig war, einfach zu sagen: „Stehe auf, du bist gesund." Pater Pio erwiderte: „Ich fühle eine Art innere Eingebung."

An anderer Stelle wurde er noch viel präziser und machte bei diesem Anlass deutlich, dass er selbst eine entscheidende Rolle innerhalb des Heilungsgeschehens spielte. „Einer Frau, die ihn anfleht, eine bestimmte Gnade zu erwirken, gibt er bedauernd zur Antwort: „Meine Tochter, ich kann es nicht bezahlen." Diese letzten fünf Worte sind überaus bedeutsam. Man kommt nicht umhin, den Eindruck zu gewinnen, Pater Pio habe gleichsam die Leiden seiner Schützlinge „übernommen" und auf irgendeine geheimnisvolle Weise „ausgeglichen". Anders lässt sich das Wort vom „bezahlen" nicht verstehen.

Renée ähnelt in ihrer Heilungsarbeit, obwohl sie in ihrer Persönlichkeit vollkommen verschieden ist, jenem großen Kapuzinerpater. Beide wirken aus der LIEBE und bemühen sich, wieder die ursprüngliche HARMONIE herzustellen. Dies wird auch deutlich, wenn man die nachstehenden Antworten auf Fragen zur „Heilenergie" sorgfältig studiert.

☉ Heilen und Dienen

Frage: Wenn man den heilenden Strom in sich entdeckt und die Heilenergie spürt, fühlt man sich oft berufen, selbst diese Energie weiterzugeben, mit ihr zu heilen und anderen Lebewesen zu helfen. Wie oft liest man in Büchern über Geistiges Heilen oder hört in Gesprächen: „Ich diene den anderen." Wie sollen wir dieses „Dienen" verstehen?

Renée Bonanomi: Das Wort „Dienen" wird oft falsch verstanden und verbirgt in sich das Opfer-Täter-Spiel. Es gilt, auf einen sehr subtilen Unterschied zu achten. Wenn man sich berufen fühlt zu dienen, erlangt man dadurch etwas für sich, gibt sich einen speziellen eigenen Wert. Über dieses Dienen, ich will es einmal das „falsche Dienen" nennen, bekommt man in den Augen der Welt und im Ego-Bewusstsein einen Eigenwert. Das „wahre Dienen" weiß aber gar nicht, was es tut, weil es *das Dienen selbst* ist. Es löst kein eigenes Gefühl dabei aus und kennt auch keine wie immer geartete Bewertung.

Frage: In verschiedenen spirituellen Traditionen ist es üblich, dass der Meister beispielsweise ein „Opfer auf sich nimmt" und so einen Schüler von einer Last, einer Krankheit, einem Problem oder einer bestimmten Blockade be-

freit, damit der Schüler weiter wachsen kann. Verstehst Du Deine Arbeit auch so?

RB: Für mich gehören das Böse und das Gute, das Wissen und das Nicht-Wissen zusammen. Sie sind ewig vereint und ineinander verschmolzen. Sie bilden eine untrennbare Einheit in uns. Je nach der Reife des Bewusstseins leben wir entweder mehr die böse Seite in uns, die unwissende, oder die wissende. In dem gleichen Moment, in dem ich mich für das Böse entscheide, vollzieht sich eine Trennung.

Ich empfinde innerlich eine tiefe Gewissheit, dass das reine „Nicht-Wissen" vollkommen unschuldig ist und nichts mit dem „Bösen an sich" zu tun hat. Dieses Wort kann man natürlich unterschiedlich interpretieren. Im allgemeinen Verständnis hat das Böse seinen Gegenpol in der Liebe. So strengt der Einzelne sich oft an, um etwas zu verändern, damit das Böse wieder gut wird.

Wenn ich Menschen begegne, die in diesem inneren Kampf stecken, habe ich nie die Empfindung, dass da etwas wirklich schlecht ist und ich helfen muss. Ich reagiere nur, wenn der Wunsch nach Veränderung da ist. Sie können sich zum Beispiel auch wünschen, ohne dass es mich stört, „das Teuflische" kennenzulernen. Ich antworte dann einfach: „Ja, das ist auch gut, es ist eine Erfahrung." Der Mensch zeigt mir dadurch, dass er das „Nicht-Wissen" erkennen will, um das wahre „Wissen"

Heilen und Dienen

zu erlangen. Ich muss keine Menschen befreien, sondern ich muss zuhören, was sie mir sagen und welchen Weg sie einschlagen wollen.

Frage: Hat das Dienen etwas mit Demut zu tun? Albert Schweitzer, der berühmte Arzt, der sich in den Vierzigerjahren des 20. Jahrhunderts so wunderbar für Afrika eingesetzt hat, sagte einmal in einem Gespräch mit Albert Einstein: „Wir müssen Ehrfurcht vor dem Leben haben." Sind diese Ehrfurcht und Demut charakteristisch für das Dienen?

RB: Ja, wenn das Dienen nicht falsch verstanden wird. Wir kennen das Wort aus dem kirchlichen Umfeld, wo es eben falsch interpretiert wird. Dienen ist ein „Seins-Zustand", der nichts will. Je weniger man braucht, umso mehr ist das ganze Wesen erfüllt. Es ist ein Zustand, der fast in die Liebe überfließt. Je mehr dieser Zustand an Wissen und Liebe gebunden ist, desto leichter wird das „Nicht-Wissen" in den Hintergrund treten, bis es sich letztlich vollkommen auflöst. Aber es ist kein Wollen in diesem Geschehen, es ist mehr ein Zustand des Bewusstseins, es ist das Sein an sich.

Frage: Das ganze Leben unserer Gesellschaft ist aber auf der Basis des Willens aufgebaut. Schon in der Erziehung versucht man den Kindern klarzumachen, dass der Wille wichtig ist, um sich durchzusetzen. Viele Bereiche des alltäglichen Lebens sind mit den Ausdrücken „ich will" oder „ich soll" besetzt. Der Zustand des Seins wird wenig geschätzt, dem Willen scheint dagegen mehr Priorität eingeräumt zu werden.

RB: Die einzige Qualität, die wichtig ist, ist der „Seins-Zustand" – das wahre, wirkliche Sein. Das ist die Kraft, die jeder ausstrahlt. Natürlich kann man sie überspielen. Beispiele dafür kennt sicher jeder aus seinem Leben. Viele unterdrücken die eigene Authentizität, haben keinen Kontakt dazu, weil ihre Rollenspiele, die sie der Außenwelt vorführen, viel wichtiger sind als ihr wahres Inneres. Trotzdem ist der Seins-Zustand eine entscheidende Qualität. Man spürt es, wenn das eigene Verhalten nicht echt ist oder in einer bestimmten Situation das „mein Wille geschehe" zum Ausdruck kommt.

Frage: Das Wollen ist also einfach nur ein Ausdruck des Egos. Andererseits gibt es viele Menschen, meistens Frauen, die wahrhaft dienen und alles für ihre Kinder und für die Familie tun, aus der aufrichtigen Überzeugung her-

Heilen und Dienen

aus, damit wirklich etwas Gutes zu leisten. Oft vergessen sie dabei die eigenen Bedürfnisse oder auch sich selbst. Es kann sich natürlich auch eine kleine Erwartung dahinter verstecken, etwa in der Art wie: „Irgendwann kommt alles zu mir zurück, irgendwann zahlt es sich aus." Manche Frauen fühlen sind dabei nicht ganz glücklich, spielen aber ihre Rolle weiter.

RB: Das kann so sein, muss aber nicht so sein. Ich hatte auch den natürlichen Wunsch, Kinder zu haben, und dann war das für mich ein normales Dienen. Mein Wunsch hat sich erfüllt, und von außen wird es auch so ausgesehen haben, dass es ein Dienen war. Aber es war mein Wunsch, der in Erfüllung gegangen ist. Wenn der Wunsch echt ist, aus dem Herzen kommt, dann hat jedes Dienen diese Qualität.

Frage: Liegt die Antwort in der inneren Einstellung zu einer Situation, zur jeweiligen Realität? Geht es um das bewusste Umgehen mit den verschiedenen Lebenslagen?

RB: Bei mir war es ein Wunsch, der sich erfüllt hat. Dann ist es nicht so, dass ich etwas für den Anderen tue. Wenn ich mir selber diene, meinem eigenen Wunsch treu bin, ist es nicht dieselbe Art von Dienen, als wenn ich nur für den Anderen da bin. Ich diene meinem eigenen Wunsch.

Dienen kann selbstlos oder absichtsvoll sein. Wenn ich selbst einen Wunsch habe und ihn durch mein Handeln erfülle, auch wenn dies ab und zu Schwierigkeiten mit sich bringt, so habe ich doch eine absolute Erfüllung durch das Dienen erfahren. Ich habe meinem Wunsch gedient und ihn dadurch erfüllt. Aber wenn ich mehr als das tue – für meine Kinder zum Beispiel – mehr als eigentlich mein Wunsch ist, dann bin ich in diesem Moment schwach. In diesem Moment bin ich Opfer, eigentlich auch meines eigenen Wunsches. Ich bin nicht mehr im Gleichgewicht und beginne so, im Äußeren das Täter-Opfer-Spiel zu initiieren. Das kann man im Alltag mühelos in zahllosen Fällen bestens beobachten. So funktioniert das Spiel. So entstehen die Problemfelder. Deswegen ist das Gleichgewicht so zentral. Es ist ein göttlicher Zustand.

Frage: Dieses Geschehen vollzieht sich in der Dualität aber nur auf dieser Ebene. In einer höheren Wirklichkeit ist das „Böse" kein Seinszustand. Es ist letztlich nur die Abwesenheit des Guten.

RB: Man sagt im allgemeinen Sprachgebrauch „das Böse", aber es ist eigentlich nur ein Ungleichgewicht, ein Manko, das, was in der Frage die „Abwesenheit des Guten" genannt wird. Das Ungleichgewicht ist aber letztlich auch ein Teil des Gleichgewichts. Es kommt immer auf die Ebene der Betrachtung an! Wissen und Liebe als absolute Einheit, als vollkommene Harmonie, das ist ein reiner Zustand. Aber der Mensch ist in der Regel noch nicht da, deshalb ist die Harmonie noch nicht existent. Nur durch das Manko, durch etwas, was uns fehlt, tritt es in Erscheinung und damit ins Bewusstsein – und kann Teil der Schöpfung werden. Das ganze Leben entwickelt sich letztlich auf der Grundlage dieser Manko-Energie des Wissens. Hier liegt der eigentliche Grund, warum die Manko-Energie als böse bezeichnet wird: Weil diese Energie innerlich noch nicht weiß. Das Leben kann *nur* durch einen Gegenpol entstehen, welcher immer nach Vollkommenheit strebt. Er ist anfänglich nur eine Spiegelung, die wir wahrnehmen.

Frage: Du hast jetzt oft das Wort „Spiegel" oder „Spiegelung" benutzt, um deutlich zu machen, dass die große Einheit, die Liebe und das Wissen, wonach alle Menschen streben, durch ihre jeweiligen Gegenpole – durch fehlendes Wissen und Ungleichgewicht – im Alltäglichen vereint sind. Meister Eckhart hat in seinem berühmten „Spiegel-Gleichnis" wunderbar beschrieben, wie Gott und Schöpfung, Relatives und Absolutes verstanden werden können. Er sagt: Das Licht der Sonne, das sich in einem See spiegelt, ist eigentlich dasselbe Licht wie das Sonnenlicht, aber dennoch bleibt die Sonne die Sonne und das Wasser das Wasser. Übertragen auf den Menschen würde das heißen: Wir sollten unseren Spiegel so rein wie möglich halten, damit er auf vollkommene Weise die SONNE zu spiegeln vermag.

RB: Die Sonne ist die Sonne, sie verändert sich nicht. Es hängt vom Bewusstsein ab, wie stark man die Sonne wahrnimmt. Mein innerer Zustand, meine Bewusstseinsstufe, zeigt die Grenzen meiner Wahrnehmung auf. Er macht mir deutlich, wo ich zurzeit stehe. Das Einzige, was zählt, ist das Bewusstsein.

Je tiefer man geht, umso bewusster wird man. Das ist ein Prozess! Man merkt, dass alles da ist. Man wächst, um das „Du" kennenzulernen und daran anschließend das „ICH" zu leben; und so findet man immer nur die Ganzheit, weil alles in uns ist. Das, was man nicht weiß, was man nicht ver-wirklicht hat, sucht man im Äußeren. So verhält es sich auch mit dem Dienen. Man darf sinnvoll dienen, man darf sich aufopfern, um ins wirkliche Dienen zu kommen – denn der Weg ist allzeit vollkommen.

Frage: Oft bedeutet das Dienen auch die Suche nach der Liebe. Die Liebe, die man noch nicht in sich gefunden hat, sucht man erst durch das Dienen.

RB: Ja, das ist es. Ganz genau. Der Mensch weiß noch nicht, dass alles in ihm ist, deswegen ist es so wichtig, erst den Weg im Äußeren zu gehen, um sich dann im Inneren zu entdecken. Darum ist es auch für eine gewisse Zeit wichtig, dass der Mensch sich im Äußeren bindet. Er weiß zwar noch nicht, dass das, woran er sich äußerlich bindet, mit dem inneren Prozess zu tun hat, aber nur so kann er letztlich zu sich selbst finden.

Frage: Bedeutet Heilen auch Dienen?

RB: Ein Mensch kommt leidend, mit großen Schmerzen zu mir, aber sein Verstand ist noch nicht so weit, dass er meine Worte verstehen könnte. Also benutze ich diese Worte auch nicht. So behandele ich jeden Klienten auf seiner eigenen Ebene. Ich fühle mich ein, um zu sehen, was dieser Mensch *JETZT*, in diesem Moment, benötigt. Ein Heiler erspürt sein Gegenüber. Er nimmt den Menschen dort an, wo er ist; begegnet ihm dort, wo er steht. Ein Heiler sieht sich selbst aber in einer anderen Schwingung. Ein Heiler begegnet dem Menschen so, wie er ist, ohne Bewertung, ohne Erwartung. Es ist eine Begegnung im Jetzt.

An der Quelle, von der aus ich heile, ist eine ganz reine Schwingung. Ich sage aber kein Wort darüber. Ich fühle stark mit, aber ohne eine Wertung, etwa in der Art wie:

„Ach, der Arme. Ach, es ist echt schlimm." Es herrscht reine Einheit. Der Klient wählt selber die Ebene aus, von welcher er seine Fragen stellt.

Frage: Du nimmst Dein Gegenüber einfach so, wie es in dem Moment ist.

RB: Ja. Nur langsam erscheint eine Frage wie: „Kannst Du Dir vorstellen warum es Dir widerfahren ist? Was meinst Du, was bindest Du noch im Äußeren?" Es geht darum, langsam, ganz vorsichtig zu fragen, aus der Situation heraus, damit der Andere verstehen kann.

Wir können als Symbol das Christus-Geschehen nehmen. Christus hat auch gelitten, aber dabei hatte er nur eine Botschaft – die Durchlichtung der Menschheit. Wenn Du hundert Menschen zu diesem Mysterium befragst, vom gelehrtesten Theologen bis zum einfachsten Menschen auf der Straße, so wirst Du hundert verschiedene Sichtweisen erhalten. Jede ist – auf ihre Art – richtig und wahr. Um die WAHRHEIT im wirklichen Sinne zu erkennen, müsste sich das Bewusstsein bis zu jener Ebene erheben, auf der die Christus-Wahrheit an sich existiert. Alles, was unterhalb verbleibt, verharrt zwangsläufig in einer Teil-Wahrheit.

Dieses große Menschheitsbeispiel soll nur andeuten, wie relativ „Wahrheit" im Zustand des Nicht-Wissens ist. Und diese Einsicht betrifft mich selbst genauso wie jeden Menschen, der zu mir kommt und um Hilfe oder Heilung bittet!

2

Erkenntnis und Liebe

„Alles, alles, alles ist Liebe,
wenn wir nicht denken, sondern einfach nur sind."
– RENÉE BONANOMI –

Die absolute Intelligenz ist eine Einheit. Wenn sich diese Einheit spaltet, entstehen Erkenntnis und Liebe, die das Leben erzeugen. Das Leben ist ein Suchspiel nach Erkenntnis und nach Liebe. Der Mensch sucht zuerst im Äußeren, um seine Wünsche und Bedürfnisse zu erfüllen, bis er erkennt, dass er alles, was er sucht, in sich trägt. Er will verstehen, wie das Leben funktioniert, und daher versucht er, in dieser getrennten Zweiheit Erfahrung und Erkenntnis zu gewinnen, damit er wieder zurückkehren kann in die Einheit. Eine grandiose Idee, hinter der sich ein vollkommener Plan verbirgt.

Erkenntnis und Liebe sind ewig in uns vereint, trotzdem suchen wir sie zuerst im Äußeren, und zwar durch die Bindungen in verschiedenen Beziehungen und durch die Bindung an die materielle Welt. Das alles stellt einen wichtigen Prozess für das geistige Wachstum dar. Der Mensch trägt diesen intensiven Wunsch in sich und will, dass er sich auch erfüllt.

„Ich möchte eine glückliche Beziehung." „Ich wünsche mir einen neuen Job." „Ich wünsche mir mehr Zeit zum Reisen." Solche und ähnliche Wünsche sind wichtig, da der Mensch sich erfahren und erleben möchte. Die ersten Erfahrungen über das Selbst geschehen durch die Verbindungen mit den Wesen in seiner Umgebung. Es entstehen Rollenspiele: Männlich/weiblich, Täter/Opfer, Ich/Du oder gut/böse. Und jeder spielt im Laufe der Zeiten alle Rollen. Es entstehen die immer wiederkehrenden Fragen: „Soll ich?" oder „Soll ich lieber nicht?" Auf diese Weise sucht der Mensch nach Antworten und sammelt Erfahrungen, die für das weitere Erkennen unverzichtbar sind. Bei jedem Menschen vollzieht sich dieser Prozess individuell. Jeder Mensch benötigt andere Erfahrungen, andere Erlebnisse. Jede Erfahrung erhält ihren besonderen Platz und ihren einzigartigen Sinn in dem großen Mosaik des Lebens. Jede Erfahrung führt zu Erkenntnis, und jede Erkenntnis ermöglicht es, Wissen zu erlangen und Liebe zu gewinnen. Jede Erfahrung birgt in sich Aspekte jener Erkenntnis, welche eine führende Rolle auf dem Weg von der Dualität zur Einheit spielt.

Zu beurteilen, ob eine Erfahrung gut oder schlecht war, ist

auf dem Weg zur Erkenntnis nicht hilfreich, da die Beurteilung zur Polarität des Äußeren gehört und den Menschen daran bindet. Es gibt keinen schlechten oder guten Weg, es gibt nur einen wirklichen Weg: Den Weg des Lernens.

Oft hört man zum Beispiel, dass Krankheit schlecht sei oder etwas Böses bedeute. Aber sie kann auch ein wichtiger Pfad des Lernens sein für denjenigen, der offen und bereit ist, die Lehre anzunehmen. Eine Zeit der Krankheit birgt die Möglichkeit, etwas über sich selbst, über das eigene Handeln, Denken oder Fühlen zu erkennen. Diese Erkenntnis ist niemals etwas Böses! Diese Erkenntnis befreit von Handlungen, die sich gegen die Einheit stellen können, und eröffnet eine neue, umfassendere Perspektive. Der Mensch kann etwas entdecken, was ihm bis dahin nicht bewusst war. Aus dieser Sicht gewinnt die Krankheit eine ganz andere Bedeutung, die wiederum Sinnhaftigkeit in sich birgt. Diese Erkenntnis führt den Menschen vom Nicht-Wissen zum Wissen. Von der Polarität, der Dualität, zur Einheit.

Es gibt viele derartige Beispiele aus dem Alltag. Eine Krankheit ist wahrscheinlich das Markanteste, weil sie praktisch jeden Menschen betrifft – persönlich oder durch jemanden, der ihm nahesteht. Es scheint ganz natürlich zu sein, sich in einem solchen Fall zu fragen: „Warum passiert das?" „Warum gerade ich?" Man tendiert immer wieder dazu zu be-ur-teilen und spaltet so die Einheit, fühlt sich womöglich als Opfer oder empfindet Schuldgefühle. Das alles zeigt sich, weil es den Betreffenden an Wissen mangelt. Sie stecken im Karussell voller schlechter Gedanken, unerfüllter Gefühle und unrealistischer Erwartungen.

Der Gegenpol zum „Nicht-Wissen" ist „Wissen". Alltag und Krankheit bieten zahlreiche Möglichkeiten, den Weg vom „Nicht-Wissen" zum „Wissen" einzuschlagen. Weil das Leben eine Suche ist und der Mensch durch Erfahrung oder Erkenntnis sich selbst und letztlich die LIEBE sucht. Das Leben präsentiert ihm immer das, wodurch er wachsen, etwas Neues erkennen und lernen kann. Es ist eine perfekte Vollkommenheit, die hinter jedem Geschehen wirkt. Sie zeigt sich überall. Sie ist immer da, auch wenn man noch im „Nicht-Wissen" gefangen und abhängig von vielen äußeren Umständen ist. Es liegt an jedem Einzelnen, sie zu be-greifen.

Nicht ein einziger Stein, der uns in den Weg gelegt wurde, lag da 'falsch'. Jeder einzelne Kiesel diente und dient unserem Erwachen, um unseren Weg zu finden vom „Nicht-Wissen" zum „Wissen". Jeder Kieselstein birgt die Chance in sich, dass der Mensch wachsen und sich entwickeln kann. Das wahre Ich sucht immer solche Chancen, weil es wachsen will. Es will das Leben erkennen. Es will wissen. Das Ego hält uns manchmal vom Wachstum ab, weil das Ego gern gegen den Strom schwimmt, wenn es darum geht, vom „Nicht-Wissen" zum „Wissen" zu gelangen.

Frage: Inwieweit sind wir vorbestimmt und inwieweit haben wir einen freien Willen oder eine freie Wahl?

RB: Bewusstsein, Wissen und „Nicht-Wissen" bilden das Jetzt. Das vollkommene Wissen lebt sich ganz, es hat gar keinen Wunsch, sich zu ändern, weil es so ist, wie es ist, und einem höheren Plan folgt. Man kann es sich so vorstellen: Jeder malt sein Bild. Pünktchen hier, Pünktchen da. Dieses Bild stimmt mit einem ganz großen Bild überein, egal ob es dem Menschen bewusst ist oder nicht. Das Ego, das „Nicht-Wissen", weiß das aber nicht, es weiß nicht, dass diese Übereinstimmung da ist. Das Ego meint: „Tja, ich will aber etwas anderes malen, ich will etwas anderes machen." Das Ego wehrt sich gegen diesen natürlichen Zustand. Aber das ist auch normal.

Wichtig ist, irgendwann zu erkennen, dass es eine Intelligenz gibt, die mich beim Malen dieses Bildes führt und die mich sogar jederzeit an den richtigen Ort bringt. Um weiter in diesem Bild zu bleiben: Das Bild, welches ich male, stimmt immer mit dem großen Bild überein. Das Leben stimmt immer mit dem großen Plan überein. Durch verschiedene Erlebnisse und Erfahrungen in meinem Leben erkenne ich es mehr und mehr. Es gibt nur den Weg des Erkennens: Der Weg vom Nicht-Wissen zum Wissen.

In unseren Zellen sind unglaublich viele Erinnerungen gespeichert. Das führt dazu, dass der Mensch manchmal nicht im Jetzt lebt, sondern, symbolisch gesprochen, das Jetzt ausschaltet. Dies hat natürlich auch Folgen für die Zukunft.

Man kann vor diesem Hintergrund verstehen, inwiefern die Menschen sehr unfrei sind in ihrem Handeln, weil sie immer in dem Rad von „Ursache-Wirkung" kreisen. Sie müssen gleichsam als Gefangene ihres eigenen Handelns dem Karma-Gesetz Gehorsam leisten.

Ich habe einen Kratzer in den Spiegel gemacht, aber ich sage: „Das war nicht ich, das war ein anderer." Aber ich weiß, ich war es; und daher werde ich so oft danach gefragt, bis ich irgendwann eingestehe: „Ja, den Kratzer habe ich verursacht." Und dann ist der Konflikt gelöst, das Gesetz von Ursache-Wirkung schwingt wieder frei.

Solange man noch in den Spiegel schaut und denkt: „Nein, das ist nicht meine Sache. Das war ein anderer...", kommt die Frage, die Anforderung immer wieder, bis man erkennt: „Aha, das ist der Spiegel und das bin ich." An diesem Punkt muss man „ja" zu sich selbst und zu seinen Handlungen sagen. Nur dann ist der Konflikt gelöst!

Unter Berücksichtigung dieses Gesamtgeschehens zeigt sich deutlich, inwiefern die Freiheit sehr relativ ist. Jeder wählt seine Handlungen selbst, wobei die Chance zu wachsen und etwas zu erkennen gesetzmäßig immer enthalten ist. Wir haben unbegrenzte Zeit zum Wachsen, es muss sich nicht alles in einem Leben vollziehen. Wir haben die ganze Ewigkeit für uns.

Frage: Nicht-Wissen ist das Ego, welches Wünsche, Vorstellungen, Erwartungen an das Leben hat. Vieles verpackt in die mannigfaltigsten Projektionen. Das Ego möchte haben und besitzen. Das Ego möchte, dass alles seinem Willen entspricht. Das Ego ist gern rechthaberisch. In der spirituellen Literatur wird oft erwähnt, dass das Ego nicht gut sei und man es überwinden solle. Wenn man das Beispiel mit dem Malen nachvollzieht, dann versteht man, dass das Ego zum großen Teil der menschlichen Entwicklung entspricht. Kann ein „ICH" nur durch „Nicht-Wissen", also durch das Ego, wachsen?

RB: Das „Nicht-Wissen" weiß nicht, was es tut. Es handelt einfach. Ein Mensch in seiner Ego-Verhaftung sagt oft: „Ich weiß nicht, was ich tue. Was soll ich tun? Ich weiß es nicht." Wenn man sich aber ein wenig genauer von innen betrachtet, mehr in sich geht, dann spürt man, was man für den Moment benötigt. Man erkennt, wie man sich entscheiden soll oder was die bessere Lösung ist. Es gibt keine perfekte Lösung, es gibt aber eine bessere Lösung!

Wenn der Mensch nicht weiß, was er für den Moment braucht, dann irrt er ständig umher. Manchmal denkt er, dass er weiß, was er tun will, doch das ändert sich meist schnell, und dann weiß er wieder nicht, wie er handeln soll. Das wirkliche Wissen zeigt sich durch eine gezielte, klare

Handlung. Durch die Fähigkeit, eine bessere Lösung zu finden. Das Ego, das Nicht-Wissen, bringt sowohl das Opfer als auch den Täter hervor. Es ist nichts Böses an sich, es ist nur das fehlende Wissen. Je mehr man weiß, umso mehr kann man die Probleme lösen.

Man sucht zum Beispiel den Dialog, weil man den Anderen kennenlernen will, man möchte wissen: „Wer ist der Andere?" Das Sprechen miteinander löst natürlich nicht alle Probleme, aber es kann dazu führen, dass man den Anderen aus einer neuen Perspektive wahrnimmt. Man fühlt, wer der Andere ist. Man kann sich auf die aktuelle Situation einstellen. So führt die Bereitschaft, zu wirklichem Wissen zu gelangen, dazu, dass sich die bestehende Situation (das „Nicht-Wissen") ändert. Das „Nicht-Wissen" wird zum Wissen.

Im Zustand des „Nicht-Wissens" führt der Mensch Krieg oder steckt im Streit. Es fehlt ihm das wahre Wissen. Die Erfahrung bringt ihn erst auf den Weg zu diesem Wissen. Und diese Erfahrung kann auch durch den Dialog erworben werden – das ist ein sanfter Weg.

Alle Aspekte des Menschen, vom Ego bis zum Göttlichen Wesenskern, befinden sich in einem ständigen Prozess. Man kann einem Fünfjährigen nicht vorwerfen, dass er keine Integralrechnung beherrscht! Jedes Wesen steht an der Stelle in seiner Evolution, die es erreicht hat. Es geht um einen natürlichen Reifevorgang, nicht um relative und sich ständig verändernde Bewertungen.

☉ Erkenntnis und Liebe

Frage: Viele suchende Menschen sind überzeugt, dass sie, wenn sie spirituell leben, Wissen erlangen und sich geistig entwickeln möchten, das normale Leben weitgehend ablehnen müssen: Keinen Alkohol trinken, sich streng vegetarisch ernähren, keinen Sex haben, nicht vor dem Fernseher sitzen, das Leben nicht genießen...

RB: Das ist krank. Wer so denkt und handelt, der beurteilt, teilt und spaltet die Einheit des Lebens. Natürlich spüren diese Menschen das Licht, denn das Licht hat eine starke Anziehungskraft. Das Licht finden sie herrlich, und alles andere ist dann schlecht für sie. Ich bekomme viele Briefe, in denen mir die Menschen schreiben: „Ach, jetzt möchte ich nur noch geistig heilen. Ich will das nicht oder ich mag jenes nicht mehr." Das ist doch verrückt. Es geht darum, etwas hinter sich zu lassen. Das ist meistens falsch! Ein komplett falscher Ansatz. Unsere Aufgabe besteht darin, auch die dichteste Dichte wahrzunehmen und sie zur Liebe zu führen. In der Liebe ist ALLES enthalten. Die Liebe ist die Einheit des Lebens.

Frage: Diejenigen, die aber schon längere Zeit „auf dem Weg" sind und ein spirituelles Leben führen, könnten doch das Gefühl haben, sie benötigten beispielsweise weniger

Nahrung oder auch weniger Schlaf. Eine Klientin hat mir sogar gesagt, sie habe kein Verlangen nach Sexualität mehr. Ist das auch Teil der weiteren Entwicklung?

RB: Erst begegnet ein Mensch allem im Äußeren, so lernt er sich selber kennen. Ja, in gewisser Hinsicht auch durch seine Essgewohnheiten oder durch die Sexualität. Durch das Ego funktioniert er – und er kann sogar gut funktionieren! Wenn er aber sich selbst begegnet, seinem wahren „Ich", durch die Erfahrung des „Ich bin" oder „Ich liebe mich", dann kommt er zu einer weiteren Stufe: Er möchte SICH leben. „Ich lebe mich."

Alle diese Ebenen sind in einem Menschen vereint. Der Mensch kann auf viele verschiedene Weisen funktionieren, und gleichzeitig hat er auch den Wunsch, sein „ICH" zu leben. Wenn die Ego-Ebene gesättigt wird, ist der Mensch nicht mehr gierig, er erwartet nicht mehr, ob er noch etwas bekommen kann. Er möchte, dass das „Ich" auch erfüllt ist. Man entdeckt sich wieder neu, ganz anders, spürt plötzlich die Liebe in sich. Dann kann sich auch ein anderer Bezug zum Essen oder zum Schlaf zeigen.

Frage: Was ist eigentlich Erleuchtung? Ist das ein Zustand? Kann man auch unangenehme Dinge und Geschehnisse in der Erleuchtung erleben?

Erkenntnis und Liebe

RB: Erleuchtung heißt: Alles zu wissen und letztendlich im Einklang zu schwingen mit der ganzen Schöpfung. In Harmonie mit allem Sein, ohne irgendetwas Unangenehmes oder Schweres. Alles schwingt – und man schwingt mit. Es ist das Ganze, ein Erkennen, dass alles „Nicht-Wissen" mit „Wissen" vereint ist. Deswegen ist „Nicht-Wissen" nichts Böses, weil es zum Wissen gehört.
Erleuchtung heißt: In Vollkommenheit zu sein. Es gibt kein „gut" oder „ schlecht", „wissen" und „nicht wissen", es ist alles eine Einheit.

Frage: Aus der Geschichte kennen wir viele Beispiele, dass durch das Streben nach Erleuchtung eine erhebliche Körperfeindlichkeit entstanden ist – besonders bei Männern. Das erscheint mir als eine Art „Pseudoheiligkeit", um unter allen Umständen die Erleuchtung zu erreichen. Wahrscheinlich wurde die Frau auch deswegen in früheren Zeiten so dämonisiert, weil sie nicht in der Lage war – schon von ihrer Natur her – ihren Körper abzulehnen, um auf diese Weise „heilig" zu sein.

RB: Wenn sich das Bewusstsein in Harmonie befindet, also nicht in einem inneren Streit gefangen ist, dann kann man, als Persönlichkeit, auch nicht streiten. Um einen Konflikt auszulösen, muss der Konflikt zuerst im Bewusstsein entstehen. Wenn man irgendein Defizit im Bewusstsein verspürt, dann ist dieses durch „Nicht-Wissen" entstanden. Es ist weitaus gesünder, ein Defizit zu leben – und zwar jetzt! Es gibt nichts Unheiliges oder Schlechtes. Auch in der Körperlichkeit manifestiert sich eine phantastische Kraft, die neues Leben erschafft.

Die schöpferische sexuelle Energie ist ein wunderbares Geschenk! Sie ist keinesfalls negativ, sondern ausschließlich positiv. Ihre vielfältigen Facetten sind noch längst nicht erkannt.

Frage: Wenn man bestimmte Veränderungen im Leben durchgemacht und bewältigt hat und dann zurückblickt, kommt einem oft in den Sinn: „Ach ja, das alles hätte ich auch früher oder schneller schaffen können. Warum um Himmels Willen habe ich es nicht vorher gesehen?"

RB: Es gibt keinen Fehler. Man erahnt vielleicht ein paar Monate vorher, was kommen könnte. Wenn es nicht kommt, ist man noch nicht für eine Veränderung bereit. Handlung entsteht erst, wenn man dazu fähig ist. Falsche Vorstellungen zu erfinden oder sich etwas einzureden, führt zu gar nichts. Dies alles sind nur Bremsklötze für die Evolution.

Durch bestimmte Erfahrungen kommt man zur Erkenntnis. Das Erkennen ermöglicht, dass man etwas ändert. Sonst dreht man sich weiterhin im Kreis zwischen: „Soll ich?" oder „Soll ich nicht?" Doch selbst das ist nicht wirklich schlecht, denn man sucht die Erkenntnis, man sucht das Wissen. Natürlich kann man in unserer schnelllebigen Zeit, in der alles umgehend und sofort funktionieren muss, den Eindruck gewinnen, dass man zu langsam ist, dass man nicht schnell genug begreift und nicht rasch genug umsetzt. Wir sollten uns vor Augen halten, dass jeder Prozess individuell ist. Jeder Mensch löst seine Probleme so, wie es seiner Priorität entspricht und für ihn richtig ist.

Frage: Die entscheidende Rolle spielt also die innere Fähigkeit, die geistige Bereitschaft und Offenheit oder einfach das Erkenntnisvermögen, um einen weiteren Schritt zu machen?

RB: Ja. Aber es gibt Menschen, die sehr schnell handeln. Ihnen gefällt etwas nicht, und sie ändern es sofort. „Hm, das gefällt mir nicht – ich ziehe um." oder „Mein Partner ist nicht mehr interessant für mich, ich trenne mich." Und was passiert? Der Mensch ändert zwar etwas im Äußeren, aber es bleibt innerlich alles beim Alten. Ein Partner wird durch den Nächstbesten neuen ersetzt. Das Problem, warum der Mensch den Partner nicht mehr interessant findet, ist damit aber natürlich nicht gelöst. Man nimmt das Problem in die neue Beziehung mit. Es hat sich nur im Äußeren etwas geändert – innerlich bleibt alles bestehen, weil kein Raum und keine Zeit für Erkenntnisse da waren.

Nach einer bestimmten Zeit wundert man sich natürlich, warum sich die gleiche Situation wiederholt und auch der neue Partner plötzlich nicht mehr interessant ist. Das ist nur ein einfaches Beispiel, aber so funktioniert das Spiel.

Die Magnetkraft (die geistige Anziehungskraft) zieht ein Problem so lange immer wieder neu an, bis sie durch Erkennen abgelöst wird. Das Gesetz „Gleiches zieht Gleiches an" ist eines der ältesten und weisesten Menschheitsgesetze.

Frage: Die Veränderungen verlaufen in unserer Zeit rasend schnell. In manchen Augenblicken findet man vielleicht etwas Zeit zum Nachdenken, einen neuen Zugang zu geistiger Offenheit und zu einem tieferen Verstehen, aber man kann zugleich auch bemerken, dass der Körper nicht mitkommt. Plötzlich braucht man mehr Schlaf oder entwickelt ein ausgeprägtes Bedürfnis nach mehr Ruhe. Der seelische Bereich kommt schneller mit Veränderungen zurecht als der physische Körper.

RB: Es hat nie so viele physisch kranke Menschen gegeben wie jetzt. Die Magnetkraft zieht an, aber der Körper kommt nicht nach. Ich sage immer, meditiere nicht zu viel, treibe

☉ Erkenntnis und Liebe

Sport, tue etwas, damit dein Körper lernen kann, auf deinem Weg mitzukommen. Wir leben noch in der dichten Materie, wir unterteilen noch in „schlecht" und „gut". Das „Nicht-Wissen" in uns ist kompakt, führt Kriege, Kämpfe und Streitereien. Aber sobald sich ein Funke von „Wissen" zeigt, wollen wir plötzlich nur noch dieses „Wissen" und vergessen, dass auch das „Nicht-Wissen" weiterhin ein Teil von uns ist. Unsere Liebe bedarf aber auch weiterhin dieses „Nicht-Wissens". Das ANDERE ist ja schon Liebe, das hat keinerlei Bedürfnisse. Deshalb ist die Liebe zum Körper wichtig, sogar zum Streit. Die Liebe zu allem, was „Nicht-Wissen" ist.

Einmal kam eine Frau zu mir und fragte, welche Meditationen sie noch praktizieren solle. Sie machte schon diese und jene; aber sie wollte einen Ratschlag für eine noch tiefere Meditation. Ich habe ihr aber zu ihrer großen Verblüffung gesagt, sie solle lieber Krimis schauen und ein bisschen aus dem „Heilig-sein" flüchten, das könnte die beste Meditation für sie sein.

Die Menschen sind auf der geistigen Suche, machen dieses und jenes, aber das alles ist nur eine Trennung. Trennung von dem, was wirklich IST. Trennung von der Einheit. Und eine Trennung ist immer ein Tod. So kann man schnell sterben, wenn man das Dichte und das Leichte nicht zusammenhalten kann. Es ist so wichtig, die dichten Gedanken zu leben, das ist das, was wir jetzt brauchen!

Frage: Kannst Du noch etwas genauer erklären, was eine Magnetkraft ist?

RB: Die Magnetkraft ist letztlich der Weg, der uns zur Einheit in uns führt. Es ist ein Zustand und zugleich ein dynamisches Geschehen. Im vollkommenen Gleichgewicht ist es der Ich-Zustand, in dem Liebe und Erkennen eins sind. Die Magnetkraft treibt uns zur Suche nach unserem Gegenpol. So kreieren wir eine Schwingung, die das Leben selbst ist, und wir spielen ein Schwingungsspiel. Das Spiel mit den Anziehungskräften.

Frage: Richtig verstanden, müsste das heißen, dass in letzter Konsequenz meine Magnetkraft die Liebe und das Wissen in mir ist. Wenn ich in dem Zustand bin, in dem ich das wahre „Ich" spüre, in dem ich mich lebe, dann befinde ich mich in einer Einheit. Natürlich verspüre ich die Sehnsucht und Neugier nach dem Leben, weshalb meine Magnetkraft mich dort hinzieht, wo ich es ausleben kann. Und ich fange an, das Spiel des Lebens zu spielen.

RB: Ein in sich erfülltes Ich verspürt keinen Drang mehr, nach außen zu gehen. Es findet alles in sich. Jede Erfüllung, die überhaupt entstehen kann, ist verwirklicht. So trägt

☉ Erkenntnis und Liebe

dieses verwirklichte ICH auch keine Magnetkraft mehr in sich, die sich nach außen zeigen will. Kein Wunsch, keine Gedanken. Nur wenn im Leben ein Manko besteht, beginnt die Magnetkraft zu wirken, indem sie sich allmählich im Äußeren zeigt. Das ganze Leben basiert auf diesem Manko. Es ist ein universelles Geschehen.

Frage: Wenn ich wirklich in mir bin, dann habe ich diesen Wunsch, nach außen zu gehen, gar nicht mehr? Ist dann der Wunsch in mir erfüllt?

RB: Ja. Das Leben ist in sich vollkommen. Es hat keinen Gegenpol mehr. Solange der Mensch aber einen Körper hat, wird er handeln und agieren. Das ist ein natürliches Geschehen. Es wird dann das „Anziehungsgesetz" zur Auswirkung kommen. Erst ganz am Ende dieses langen Entwicklungsprozesses steht dann das wahre ICH. Es ist ein „Ich", das sich selbst lebt, selbst ausdrückt ohne Bindung, da es an nichts mehr hängt. Es ist ein Wesen ohne Erwartungen und frei vom Vergleichen. Dieses verwirklichte Selbst haben alle spirituellen Traditionen, wenn auch unter verschiedenen Namen, auf mehr oder weniger gleiche Weise beschrieben.

Die Magnetkraft bleibt als Gesetz immer bestehen. Daher kann sie auch ein Ich nutzen, das handelt ohne eine

Bewertung oder Bindung an etwas. Es ist ein reines Ich. Die Magnetkraft ist nur an sich selbst gebunden. Sie sucht oder bindet nicht nach außen. Die Magnetkraft kann man daher nicht lenken oder gar manipulieren. Wenn sie durch Nicht-Wissen gebunden ist, dann ist sie eben gebunden. Sie ist in letzter Konsequenz so neutral wie die Schwerkraft. Manche Leute sagen: „Ich will nicht mehr binden." Doch so geht das natürlich nicht. Man kann nur vom Nicht-Wissen freiwerden und die Magnetkraft nicht länger gesetzmäßig an sich binden. Dann ist sie wieder neutral. Es ist nur eine Bindung im Bewusstsein, im Selbst. So wächst ein Mensch immer mehr vom Du zum Ich, zum ganzen Ich, welches keine Bindung an Materie oder Zeit mehr hat.

Frage: Man kann also das uralte hermetische Gesetz „Gleiches zieht Gleiches an" in moderner Sprache als Magnetkraft bezeichnen?

RB: Absolut. Das ist die von mir hier beschriebene Magnetkraft. Der erste Gedanke hat schon einen Gegenpol – beides gehört immer zusammen. Es drückt sich im Gesetz „Ursache-Wirkung" aus, das immer die Gegenkraft mit einbezieht. Die romantischsten Liebesmomente und die hässlichsten Streitereien – das alles ist Magnetkraft.

Die Magnetkraft ist völlig absichtslos. Oft wird das Leben als nicht gewollt betrachtet, aber es ist absolut gewollt. Das Vergessen im Nicht-Wissen ist eine gewollte Handlung. Das tiefste Innere versteht es immer. Auch wenn es noch nicht bewusst wahrgenommen ist, wird es innerlich schon verstanden. Manchmal will man aber nicht alles verstehen, damit man neugierig bleibt.

Frage: Es geht dann um die Resonanz auf die Schwingung, die man in sich trägt. Im Äußeren kann man daher nur dem begegnen, was von der eigenen Magnetkraft angezogen wird.

RB: Ich kann es auch durch ein einfaches Beispiel ausdrücken: Wenn ich meine Einkaufstasche voll habe, dann habe ich alles, was ich benötige, und ich brauche nicht mehr einkaufen zu gehen. Es ist keine Magnetkraft da, die mich nach außen zieht, weil die Tasche voll ist. Ich trage die Tasche ruhig mit mir und gehe nach Hause.

Dann fängt aber die Bewegung neu an. Wenn ich etwas vermisse, dann fange ich an zu suchen. Aus der Tasche mache ich ein Sieb mit vielen Löchern – und ich suche und suche. Durch diese eifrige Suche vergesse ich sogar, was ich eigentlich suche, und so verzweifele ich an allem. Meine Magnetkraft zieht von außen an, was mir fehlt. Obwohl ich es eigentlich in mir habe, versuche ich es von außen zu erlangen, weil ich vergessen habe, dass es immer noch in mir ist. Ich suche im Prinzip mich selber, ich suche das, was in mir ist, im Äußeren.

3

Aus der eigenen Mitte leben

„Alles, was ich im Spiel des Lebens tue, spiele ich mit mir selbst. Das ist die größte Verantwortung."

– RENÉE BONANOMI –

Das Leben ist vollkommen und schenkt in jedem Moment die Möglichkeit, zu wachsen, zu lernen und zu verstehen. Es öffnet Räume, um sich selber neu zu entdecken und neu zu erfahren. Jede neue Erfahrung führt zu einer Erkenntnis, die es ermöglicht, eine Sinnhaftigkeit hinter allen Geschehnissen zu sehen. Nichts geschieht ohne Bedeutung. Diese Erkenntnis ist befreiend. Sie erlaubt es, das eigene Leben aus einem breiteren Blickwinkel anzuschauen und nicht lange bei alten Verletzungen zu verharren, sich mit unlösbaren Konflikten zu plagen oder an Beziehungen festzuhalten, die keine Kreativität und Freude mehr in sich tragen. Es ist eine „Ich-bin-Ebene", in welcher man nicht mehr nur funktionieren muss, um zu überleben, sondern man gestaltet sein Leben mit. Man lebt aus sich heraus.

Das wahre Ich sucht immer nach Erkenntnis und fragt sich: „Wer bin ich?" Es ist nicht mehr auf Rollen-Verhältnisse angewiesen, weil es von diesen Rollen nicht mehr abhängig ist. Ein Mensch, der sich selbst verwirklicht, kann zum Beispiel niemals von seiner Arbeit oder von seiner Familie abhängig sein. Er kennt sich und das Zusammenleben in der Familie oder am Arbeitsplatz als sein Daseinsfeld, das er freiwillig angenommen hat. Dieses Umfeld bietet ihm weitere Möglichkeiten zum Wachstum, zur Entfaltung seiner Individualität und dazu, den Mitmenschen aus einer neuen Perspektive zu begegnen.

Auf der Überlebens-Ebene (auch Ego-Ebene genannt), braucht man Rollen-Verhältnisse, um eine äußere Klarheit zu schaffen. So sind zum Beispiel Familie und Arbeit wertvolle Identifikationsaspekte. Man sammelt Erfahrungen über sich selbst ein. Diese Ebene ist für jeden Menschen wichtig, man kann sie nicht überspringen, da sie ein Teil der „Ich-Entwicklung" ist. Sie beinhaltet die Suche nach dem „Ich" durch das „Du". Das „Ich" braucht das „Du", weil das Ich sich noch wenig kennt. Das „Ich" sammelt die Erfahrungen über sich durch das „Du", durch das Äußere. Bekannte Sätze wie: „Ich brauche meine Familie, da sie für mich eine Sicherheit darstellt", „Ich fühle mich ohne meinen Partner/ meine Partnerin einsam", „Mein Job gibt mir

Aus der eigenen Mitte leben

ein Selbstwertgefühl" spiegeln immer wieder das eine „Ich", einen Menschen, der sich sucht. Sein Weg geht von außen nach innen. Es erfordert Zeit, diesen Weg zu gehen und zu der Erkenntnis zu kommen, dass alles, was man sucht, im Inneren liegt.

Die Ich-Bin-Ebene ermöglicht es, sich selbst voll auszuleben. Natürlich trifft man auch hier auf Rollen-Spiele, auf Pflichten, auf Verantwortung, auf Gefühle wie Unsicherheit, Zweifel oder Angst. Man kann damit aber anders umgehen, weil man seine eigenen starken sowie seine schwächeren Seiten kennt. Die Erkenntnis über sich selbst befreit von der Abhängigkeit von äußeren Situationen. Man handelt aus sich heraus und gestaltet die Geschehnisse mit. Alles, was auch immer geschieht, drängt den Menschen nicht mehr dazu, eine bestimmte Handlung notgedrungen anzunehmen. Man sucht dann nicht mehr die Familie als Sicherheit, man kann aber mit der Familie Zusammengehörigkeit und Geborgenheit aufbauen, um sich erfüllt zu fühlen und sich wieder neu zu finden.

Was für eine Chance! Im „Ich bin" liegt ein unglaubliches Potenzial!

Eine Entwicklung von „ich muss (überleben)" zum „ich kann (leben)" ist ein großer Sprung. Es ist eine Entwicklung vom äußeren Druck zur inneren Harmonie. Auch wenn es ein wenig paradox klingen mag, Druck und Harmonie sind ein permanenter Teil des sich suchenden „ICH". Welche Seite gerade überwiegt, hängt nur an der inneren Entscheidung, an der individuellen inneren Einstellung, an der Erkenntnis, welche der oder die Betreffende über sich hat. Fehlt die Erkenntnis, bietet das Leben zahlreiche Möglichkeiten an, um sie zu erhalten. Auch durch äußeren Druck kann sich innere Harmonie entfalten, weil das Leben vollkommen ist. Dadurch hat jeder die Chance, sich zur eigenen Vollkommenheit zu entwickeln.

Es ist ein fortlaufender Prozess. Auf einer Stufe mag es schon so aussehen, als ob man Erfüllung erreicht habe, da man ganz in Harmonie mit sich und mit der äußeren Welt ist. Aber die nächste Herausforderung steht immer schon vor der Tür. Stehen zu bleiben und zu verharren bei dem, was man schon erreicht hat, was man schon kennt, blockiert den natürlichen Wachstumsprozess, genauso wie das Verlangen, alles zu beschleunigen und schnell zu erreichen. Es ist nicht selten, dass gerade spirituelle Menschen erwarten – nachdem sie schon einige Erkenntnisse gewonnen haben – ihre weitere innere Entwicklung müsse schneller und fast problemlos verlaufen. Die Zeitqualität mag sich manchmal als die entscheidende Komponente offenbaren – es geht jetzt vielleicht blitzschnell und die Entwicklung verläuft anscheinend konsequent – aber letztendlich zählt nur die innere Essenz, das Wissen und letztlich die Liebe, die man in sich entfaltet.

Die Zeit ist relativ, das wahre Wissen, das innere Erkennen, ist nicht an Zeit gebunden. Und die Liebe überwindet alles.

Aus der eigenen Mitte leben

Frage: Zum wahren „Ich" zu kommen, ist ein sogenannter Wachstums-Prozess. Wenn man schon eine bestimmte Stufe erreicht hat, sich im Einklang mit sich selbst befindet, zeigt sich ein kleiner Haken: Man will lieber alleine sein, abgetrennt von der äußeren Welt, da diese nur die Dualität oder das Spiel zwischen Gut und Böse repräsentiert. Ist das ein natürlicher Prozess?

RB: Früher hatten wir für so etwas Klöster – eine Einzelzelle. Man ist ins Kloster gegangen und konnte dort das Göttliche in sich fühlen oder es auf besondere Art und Weise erleben. Heute ist es im Bewusstsein vieler Menschen verankert. Man muss nicht unbedingt ins Kloster gehen, um sich selbst zu finden. Was uns Menschen stark macht, ist gerade dieses Wechselspiel des Ganz-bei-sich-Seins und dann wieder mit der Dualität konfrontiert zu werden. Das muss man nicht trennen. Man muss nicht mehr abgetrennt sein von sich selbst. Wir können immer bei uns sein. Wir können immer mehr nach außen gehen und dabei immer mehr bei uns bleiben. So etwas ist gerade in unserer Zeit möglich. Wir lernen, den Anderen zu verstehen, und können dennoch bei uns selbst sein, können in der Liebe bleiben.

Sobald wir uns gefunden haben, spielen wir nicht mehr. Wenn sich das „Ich" ganz lebt, dann braucht man nicht mehr mitzuspielen. Dann kennen wir das Spiel, sogar alle

Züge des Spieles. Das Verlangen nach Erkenntnis bringt uns immer ins Spiel. Wenn ich das Spiel kenne, besteht nicht mehr die Notwendigkeit, es zu spielen, dann liebe ich.

Frage: Das Verlangen nach Erkenntnis muss nicht immer nur durch das „Spiel" erfolgen? Wenn ich mich lebe, wenn ich mich kenne, wenn ich mich im „Ich-bin-Zustand" befinde und mich der Liebe öffne und einfach liebe – ist dann das sogenannte Spiel aus? Spiele ich dann nicht mehr, sondern liebe?

RB: Wenn sich ein Problem zeigt, welches man lösen will, aber man weiß nicht wie, ist es natürlich besser, wenn man in die Liebe geht, in der Liebe bleibt. Dann löst es sich von alleine. Es ist eine Aufgabe – und der Weg ist die Liebe. Wenn man ein Problem hat, sucht man immer noch.
  Es ist ein Unterschied, ob man sucht oder ob man schon gefunden hat. Man kann ein Problem nicht nur mit dem Verstand lösen. Da bleibt man immer nur auf der Ursache-Wirkung-Ebene.

Frage: Wie kann man in Harmonie mit sich und der Außenwelt leben? Kann man überhaupt in einer permanenten Harmonie verbleiben?

RB: Drei wichtige Kräfte prägen das Leben. Es sind: Aufbauen (Wachsen), Anhalten und Loslassen (Abbauen). Diese sollten in Harmonie zueinander sein. Es gibt ganz einfache Menschen, die sich nicht für große Fragen wie „Wer bin ich?" „Was bin ich?" „Was ist der Sinn des Lebens?" interessieren. Sie leben einfach von Natur aus in Harmonie mit sich selbst, weil sie diese drei Kräfte ganz natürlich zum Ausdruck bringen. Es geht nicht nur darum, in Harmonie zu sein, wenn man mit wachem Bewusstsein lebt. Man befindet sich auch dann in Harmonie mit dem Leben, wenn man SEINEN Rhythmus lebt. Es geht darum, den Rhythmus von Aufbauen, Anhalten und Loslassen in sich zu respektieren. Dann ist man in Harmonie. Man kann nicht nur essen, ohne das Aufgenommene auch wieder loszulassen. Es geht einfach nicht. Das Loslassen bedeutet zu akzeptieren. Zu akzeptieren, dass wir auch Nicht-Wissen sind. Dieser Gegenpol existiert!

Jeder Wachstumsprozess weist seinen Gegenpol auf. Dann ist es gut, wenn man sich eingesteht, dass man traurig oder wütend ist. Man sollte sich nicht nur um eine kleine Korrektur bemühen, sondern völlig akzeptieren, dass es so ist. Dieser Gegenpol ist sehr wichtig für das Wachstum, man sollte ihn nie außer Acht lassen, man sollte ihn grundsätzlich akzeptieren!

Heutzutage hat man aber nicht so viel Zeit zum Abbauen und Loslassen, da man ständig mit etwas Neuem konfrontiert wird. Sich die Zeit für das Abbauen bewusst zu nehmen, ist wichtig, nur dadurch bleibt man im Gleichgewicht. Man sollte sich regelmäßig fragen: „Bin ich in Harmonie mit mir?" Das könnte helfen, denn es ist eine wichtige Frage in der heutigen Zeit.

Frage: Wir möchten aber immer nur das Gute, das Positive.

RB: Ja, wir wachsen in das Ewige hinein. In der heutigen Zeit lernen wir zu vereinen, weil zu trennen den Tod bedeutet. Deswegen ist es wichtig, in den Gegenpol zu gehen, diesen zu akzeptieren und dadurch weiter zu wachsen. Wir müssen auch klar sagen, dass wir inmitten einer begrenzten Wahrnehmung des Lebens wachsen. Wir wissen noch nicht, was das ewige Leben wirklich ist.

Man denkt oft: „Ach, ich muss etwas verändern, damit das Böse gut wird." Das ist doch sehr anstrengend!

Frage: Führt dieses Anhalten von inneren Rhythmen dazu, dass man zur Erfüllung, zur Vollkommenheit erwachen kann?

RB: Es gibt Bewusstsein und Nicht-Wissen. Das Aufbauen führt zum Wissen. Das Anhalten mag auch Nicht-Wissen in sich tragen, indem am Ende etwas abgebaut wird. Der Prozess beinhaltet Erkenntnisgewinnung und gleichzeitig auch ihre Transformation. Das alles spielt sich in einer bestimmten Zeit ab – es baut auf, hält an und baut wieder ab. Das Nicht-Wissen benötigt diese Zeit noch.

Je bewusster der Mensch ist, umso schneller verläuft dieser Prozess. Man könnte gegenwärtig den Eindruck bekommen, als ob die Zeit wirklich rasen würde. Die Zeit rast gleichsam, um den Menschen zu befreien. Das Unterbewusstsein hat stets eine langsame Schwingung, das Bewusstsein immer eine höhere. Bis es irgendwann keine Schwingung mehr gibt.

Frage: Wir haben oft gesagt, dass das Leben uns nie mit etwas in Kontakt bringt, was falsch ist. Ist das immer so? Warum gibt es dann so viel Dummheit?

RB: Ja, es ist immer so. Nie ist etwas „dumm"; oder nennst du eine Pflanze, ein Tier oder ein Element dumm, nur weil es nicht in unserem Verständnis „weiß"? Die göttliche Intelligenz kreiert das Nichtwissen, damit Leben überhaupt entstehen kann. Gott ist NICHTS und muss erst Wissen verlieren, um zu „werden".

Frage: Wenn einerseits die Zeit rast, um Bewusstsein zu erwecken und die Menschheit damit zu befreien, dann stellt sich die Frage, wie dieser Prozess zu denken ist? In der Lehre der Theosophie wird davon gesprochen, das Bewusstsein wachse exponentiell. Mathematisch ausgedrückt würde die Zahlenfolge also nicht lauten: 2, 4, 8, 16 und so weiter, sondern 2, 4, 16, 256 und so weiter.

RB: Richtig! Dies entspricht exakt auch meiner Wahrnehmung. Das Bewusstsein wächst exponentiell. Darum sehe ich die gegenwärtige Entwicklung auch so positiv, was die Zukunft der Menschheit anbelangt.

4

Heilung und Bewusstsein

„Heilen können wir nur durch Selbsterkenntnis."

– RENÉE BONANOMI –

Viele große Heiler haben durch ihre Arbeit allmählich entschleiert, was im Verlauf eines Heilungsprozesses wirklich geschieht. Nach allem, was man bis jetzt gehört und gelesen hat, dürfte eines klar geworden sein: Dieser Prozess vollzieht sich in jedem einzelnen Fall höchst individuell. Bei jedem Menschen verläuft das Heilungsgeschehen anders, und so können wir auch für das „Feld der Heilung" den berühmten Satz des großen Weisen Krishnamurti heranziehen: „Die Wahrheit ist ein pfadloses Land." Es wäre nicht unangemessen, in unserem Kontext das Wort „Wahrheit" durch das Wort „Heilung" zu ersetzen!

Keine Methode bildet gleichsam die Stufen oder „Paragraphen" zu einem Heilungs-Gesetz ab, sondern das individuelle Heilungsgeschehen ist es, was ein Heilungsfeld bildet, aus dem dann vielleicht bestimmte Gesetzmäßigkeiten abgeleitet werden können. Das Individuelle zu entdecken, wertzuschätzen und zu leben erschafft die Voraussetzungen dafür, um Liebe und Wissen im eigenen Leben und im Mysterium des Heilens zu vereinen. Heiler und Methode helfen dabei nur, die Türe zum inneren individuellen Seelen-Tempel zu öffnen. In diesem Tempel entscheidet jeder Mensch selber, ob er wirklich einen Weg zur Heilung beschreiten will.

Dieser Seelen-Tempel ist ein Raum, in welchem man mit sich in der Stille allein ist und die eigene, in der Tiefe verborgene, innere Quelle seines Seins erspüren kann. Hier lernt man, sein Leben so anzunehmen, wie es ist. Hier findet man die Antworten auf viele Fragen, die das Wort „warum" beinhalten. Hier kann man seiner Vergangenheit verzeihen und der Gegenwart danken. So kann man jene Ruhe und Stille finden, aus der heraus sich die Entscheidung für oder gegen eine wahre Heilung formen kann.

Sich für eine Heilung bereit zu erklären, bedeutet, achtsam mit sich selbst umzugehen. Es geht darum, die alten Gewohnheiten aus einer anderen Perspektive anzuschauen, ohne Bewertung oder Erwartung dahingehend, dass sie von sich aus zurücktreten oder verschwinden. Sie sind ein Teil der Entwicklung – und ausschließlich das Verständnis für das „Warum" kann sie befreien.

Heilung und Bewusstsein

Jeder Schritt auf dem Weg der inneren Befreiung hebt das Bewusstsein an und führt zu einem erweiterten „Bewusst-Seins-Zustand". Es ist ein fantastischer Weg mit zahlreichen Möglichkeiten, die der Mensch noch gar nicht ausgeschöpft hat. Es ist ein höchst individueller Weg, auf welchem immer die Liebe ein stiller Begleiter ist.

Jene Veränderung, wonach so viele Menschen im Leben suchen, ist ausschließlich aus einem „Bewusst-Sein" heraus möglich. Dies gilt für das tägliche Leben im Allgemeinen wie auch für den Heilungsprozess im Besonderen. Was heilt, ist das Bewusstsein – in jedem einzelnen Fall.

Frage: Sich selbst besser zu erkennen, scheint ein zentral wichtiger Punkt bei der Heilung zu sein. Alles entsteht aus der Erkenntnis über sich selbst.

RB: Das ganze Leben zeichnet sich durch ein immer wieder auftretendes Ungleichgewicht aus. Die klassischen Rollenspiele – männlich-weiblich, Opfer-Täter – drücken das immer wieder aus. Einmal befindet sich ein Mensch in der Rolle des Opfers, ein andermal ist er der Täter. Solange der Mensch diese Rollen spielt – und er spielt sie, weil sie Teil seiner Entwicklung sind und er durch dieses „Lebensspiel" Erkenntnisse über sich selbst sammelt – kann man nicht von wahrer Heilung sprechen. Erst durch das Erkennen des

„Ich bin" oder durch die Einsicht des „Ich erzeuge das Ungleichgewicht" kann man eine Lösung finden und sich für eine wirkliche Heilung öffnen.

Der Mensch ist nicht mehr in einer passiven Rolle, er erwirkt für sich aus dem Ungleichgewicht („Ich bin Opfer und in meinem Umfeld ist ein Täter.") ein neues Gleichgewicht („Ich bin Opfer, aber gleichzeitig auch Täter."). Der Mensch formuliert für sich ein neues Verständnis von Einheit.

Frage: Es ist ausgesprochen radikal, die Auffassung zu vertreten, dass eine Person gleichzeitig Opfer und auch Täter ist – wenn wir bei diesem Rollenspiel bleiben wollen. Man sagt so leicht, als Täter finde man schon seine Opfer, wobei mir durchaus bewusst ist, dass wir hier nicht vom gesellschaftlichen Rechtsverständnis oder einer allgemeinen Ethik sprechen. Aber für die geistige Entwicklung jedes Einzelnen wäre es schon ein Schritt nach vorne, wenn man nicht sofort jeden Konflikt nach außen projizieren würde. Es könnte beispielsweise bedeuten, Wut oder Aggressivität nicht sofort nach außen zu bringen, sondern zuerst einmal nach innen zu gehen, zu lauschen und sich zu fragen: „Was hat das Ganze mit mir zu tun?"

RB: Alles „Nicht-Wissen" zeigt sich faktisch immer erst durch die Projektion nach außen. Man sucht dort sein vergessenes Ich. Es ist ein Prozess, bei dem es kein MUSS gibt. Es ist eine freiwillige Entwicklung, ein inneres Erwachen.

Frage: An welcher Stelle tritt dann Krankheit als äußere Widerspiegelung eines inneren Konfliktes auf? An welcher Bruchstelle entwickelt sich das falsche Denken, das Nicht-Einfühlen, das falsche Wollen zu einer Krankheit?

RB: Es beginnt in der Zelle. Bei der Zelle, die karmisch schon mit dem ganzen Programm imprägniert ist. Ich habe gesehen – auch durch mein jahrelanges Astrologie-Studium – wie stark der Mensch mit allem verbunden ist. Jeder Einzeller ist kosmisch eingebunden. Das ganze kosmische Geschehen spielt sich auch in uns ab, es ist nicht von uns trennbar. Deshalb wirkt auch die Vergangenheit mit, denn es ist ein universelles großes Spiel.

Wenn man daher eine Krankheit individuell betrachtet, muss man dennoch zugleich auch den kosmischen Hintergrund mit einbeziehen. Es ist nicht möglich, das Kleine vom Großen, den Mikrokosmos vom Makrokosmos zu trennen.

Das Leben würde uns nie mit etwas in Kontakt bringen, das falsch oder schädlich für uns wäre. Das ist ein Gesetz von entscheidender Bedeutung – und der Mensch muss es endlich erkennen!

Der Mensch will leben, deswegen gibt es einen Weg vom „Nicht-Wissen" zum „Wissen". Der Mensch will das Leben gestalten, will es erkennen, will sich hin zu einem größeren, weiteren Bewusstsein entwickeln. Wichtig dabei ist vor allem, nicht zu werten oder gar zu bewerten. Es hat alles seinen richtigen Platz in der Schöpfung. Der Mensch bewertet, indem er in gut und böse, in falsch und richtig unterscheidet. Solche Bewertungen machen diese Entwicklung schwieriger, wenngleich sie selbstverständlich völlig natürlich sind. Gleichzeitig offenbaren sie auch die Schönheit des Lebensspieles an sich. Alles, was geschieht, ob wir es gut oder schlecht nennen, ist ein unverzichtbarer Teil der WIRKLICHKEIT.

Frage: Kann man sagen, dass Nicht-Wissen individuell ist? Es manifestiert sich beim einen so, beim anderen anders. Auch die Prozesse, die Entwicklungen zur Bewusstwerdung, sind ausschließlich individuell. Deshalb hat es auch keinen Sinn, über diese simplifizierende allgemeine Zuordnung von Krankheiten zu sprechen. So nach dem bekannten Schema: Das Herz zeigt Probleme mit der Liebe an, die Nieren spiegeln die Partnerschaft oder Probleme im Rücken weisen auf eine große Belastung im Leben hin… Man könnte noch viele andere Beispiele nennen.

RB: Der Einwand ist berechtigt, aber trotzdem braucht das „Nicht-Wissen" ein Schema. Es benötigt ein Gesetz, eine Zuordnung, die große Zusammenhänge herstellt. Wenn man „nicht weiß", braucht man ein Gesetz. Und je mehr man nicht weiß, umso mehr bedarf man der Gesetze. Das Gesetz entsteht auf dem Weg der Erfahrung.

Das Ich, das sich selbst lebt, kennt nur die Liebe und schwingt in Harmonie mit allem, auch mit allen Gesetzen, und deshalb benötigt es auch keine Gesetze, keine Strukturen.

Frage: Löst sich die Struktur in der Liebe vollkommen auf?

RB: Ja, genau so kann man es formulieren. Was man nicht kennt, was man nicht weiß, das zieht man an, damit man es erkennen kann. So baut sich eine Struktur auf. Wenn man in der Liebe ist, löst sich diese Struktur auf, weil man keine Verwendung mehr für sie hat. Man IST in der Liebe. Das ist ein völlig neuer SEINS-Zustand!

Frage: Muss immer hinter jeder Krankheit, hinter jedem Ereignis, das im Leben geschieht, eine persönliche seelische Geschichte, ein individueller Prozess stecken?

RB: Ja, weil sich der Mensch immer noch nach außen bindet. Daher geschieht zuerst etwas im Äußeren, damit er lernen kann. Natürlich kann man auch schon vorher zu einer Erkenntnis gelangen und vorsichtiger, achtsamer mit einer bestimmten Situation umgehen. Aber wenn irgendetwas geschieht, dann hat dies immer mit dem Betroffenen zu tun. Jedem Betroffenen bietet sich so immer die Chance zu erkennen, dass hinter allem, was ihm widerfährt, ein tiefer Sinn verborgen ist, der durch eine geheimnisvolle Sprache zu uns spricht.

Die Schöpfung enthält keinen Fehler, auch das Nicht-Wissen ist kein Fehler in dem Sinne, wie das Wort allgemein verstanden wird. Es wirkt immer die Fülle der Schöpfung. Es ist alles gewollt. Alles Geschehen ist aus dem Wissen geboren, weil es leben, weil es neu gestalten möchte.

Das ist allerdings eine „absolute" Sicht. Der Mensch sieht nur schwerlich das Ganze, da seine Wahrnehmung begrenzt ist. Es könnte jedoch eine Inspiration für ihn sein, innerlich anzunehmen, dass alles LEBEN eins und alles Leben VOLLKOMMEN ist!

Frage: Sind dann zum Beispiel auch Bakterien und Viren, die Krankheiten verursachen, aus dieser absoluten Sicht nur Nicht-Wissen, das zu Erkenntnis führen soll?

RB: Ja. Diese „Energieträger" treten ins Dasein, damit einem das „Nicht-Wissen" begegnet, um das Gesetz des Lebens zu erkennen.

Frage: Das ist ein faszinierender Gedanke, aber praktisch stößt er doch auf erhebliche Widerstände. Es ist doch ohnehin schon eine schwierige Situation, wenn man krank ist, und in dieser kritischen Lange auch noch zu einer so tiefen Erkenntnis zu kommen, das Bakterium oder das Virus als Nicht-Wissen zu erkennen, das zum Wissen führen will? Wie soll das funktionieren?

RB: Wer die Sprache oder die Botschaft wirklich verstanden hat, die hinter jeder Krankheit steckt – hat keine Erkrankung, keine Bakterien, keine Viren mehr! In dem Moment, in dem die Botschaft verstanden wird, gibt es keine Bindung mehr. Die Viren und Bakterien haben dem Betroffenen das Wissen gebracht – und damit ihre Aufgabe erfüllt.

Es ist ein riesiges Spiel, ein großer Weg zu wirklicher Weisheit, auf dem sich in unbegrenzter Zahl Ursache-Wirkung-Geschehnisse abspielen und auch wieder auflösen.

Frage: Welche Rolle spielt dann in diesem Geschehen ein Antibiotikum? Können wir das präzise definieren?

RB: Man nimmt das Antibiotikum, und damit kann ein Krankheitssymptom verschwinden. Das ist auch gut so. *Aber die Krankheit hatte trotzdem etwas zu sagen – und zwar für jeden, der davon betroffen war!* Welchen geistigen Hintergrund hat zum Beispiel meine Entzündung, und welche Form wähle ich, um dieser Krankheit zu begegnen? Dazu gehört beispielsweise auch die Dankbarkeit, etwas lernen zu dürfen, etwas verstehen zu können. Das Wichtigste jedoch ist, zu erkennen: „Was möchte mir die Krankheit sagen?"

Jede Krankheit spiegelt uns etwas. Man sollte ihre ureigene Botschaft, ihre geheimnisvolle Sprache erfassen: Es gilt, zurückzugehen, zurückzuschauen und nach innen zu lauschen, was die Krankheit zu sagen hat.

Frage: Es kann sich aber zu einem äußerst anstrengenden Prozess entwickeln, ständig zurückzugehen, jedes Detail der Vergangenheit anzuschauen. Man hat inzwischen doch so viel vergessen. Ist die Schöpfung wirklich so kompliziert?

RB: Ja – und man kann es nicht durch das Denken vereinfachen. Man muss es geschehen lassen. Es geht um das einfache Zuhören. Es geht darum, still zu werden und zu schauen, was mir das LEBEN sagen will.

Frage: Ein ganz normaler Prozess im Falle einer Erkrankung verläuft doch nach einem einfachen Muster: Wenn etwas Negatives passiert, will man es schnell loswerden, um weiter zu funktionieren. Man will nicht allzu viel hinschauen, analysieren oder nachfragen. Man nimmt eventuell ein bestimmtes Medikament, und das Leben geht weiter.

RB: Ja, das darf man auch. Auch das ist in Ordnung. Es liegt allein an uns, wie wir mit einer Krankheit umgehen. Aber gerade weil in uns alles gespeichert ist, ist es gut und wichtig zu versuchen, die Botschaft der Krankheit zu verstehen – und es ist immer eine Botschaft enthalten.

Frage: Und wenn ich die Symbolik der Sprache, die Botschaft der Krankheit, nicht entschlüsseln kann und keine Antworten auf meine Fragen bekomme?

RB: Wenn man ruhig wird, versteht man auch die Sprache. Die Intelligenz des Lebens versucht immer, uns innerlich zu erwecken. Sie will, dass man sie versteht! Es geht darum, einfach nur ruhig zu bleiben.

Alles andere ist nur Ursache-Wirkung. Handlung, die mit Nicht-Verstehen verknüpft ist. Es ist einfach ein großer Wirrwarr, ein kosmisches Spinnennetz. Man kann nur ahnen, um welche Hintergründe es geht. Wenn man aber aus dem Rahmen heraustritt, sich aus der Zeit herausbegibt, dann fühlt man, dass es um die Liebe und um das Wissen geht. Auch wenn man nur wenig weiß, öffnet sich doch ein Raum für das Vertrauen, dass alles mit der Liebe lösbar ist. Wenn man sich dann entspannt und versucht, in der Liebe zu bleiben, kann sich etwas auflösen.

Wenn, meiner Wahrnehmung nach, die Zellen im Körper angespannt sind, senden diese auch eine verspannte Energie in den Körper. Versucht man hingegen, sich tief zu entspannen, entspannen sich auch die Zellen – und man wird offener. Das vollzieht sich natürlich nicht auf einmal, das alles benötigt Zeit. Je mehr man sich bemüht und achtsam bleibt, umso weiter gelangt man auch in Richtung auf die Erkenntnis. Einfach still zu sein und der Botschaft zu lauschen, dann stellt sich die Einsicht ein.

Alles, wirklich alles ist Liebe. Es geht darum, nicht zu denken, sondern nur zu sein. Kein Denken, nur Sein!

Frage: Kann man selber etwas in einem Heilungsprozess beschleunigen? Kann man schneller zum Erwachen, schneller zum Verstehen, schneller zur Erkenntnis kommen?

RB: Der Mensch lebt gar nicht wirklich im gegenwärtigen Moment, sondern in vielen Vergangenheiten, die er noch

Heilung und Bewusstsein

nicht erkannt hat – und das nennt er dann *JETZT*. Aber es ist nur der aktuelle Moment im Jetzt. Es ist die reinste Vergangenheit. Die Menschheit ist noch nicht wirklich frei. Wir erkennen noch nicht wahrhaft, was wir tun. Je bewusster ein Mensch wird, umso mehr gibt er sich Raum und beobachtet, was ihm ein Geschehnis zu sagen hat. Es ist ein entscheidender Unterschied, ob man wirklich im gegenwärtigen Moment lebt oder ob man aus der Erinnerung heraus handelt, aus einem Mechanismus der Vergangenheit. Es geht ausschließlich um Bewusstsein.

Frage: Und wenn man sagt: „Tja, mein Bewusstsein ist halt noch nicht so weit. Ich lebe, wie es kommt." Ist das nicht eine billige Entschuldigung?

RB: Meistens gehen die Menschen die bequemen Wege. Man sagt so gern: „Es ist halt mein Schicksal oder mein Horoskop ist nicht günstig." Viele versuchen gar nichts anderes. Viele sind gar nicht so wach, überhaupt etwas zu versuchen, um sich zu verändern. Meistens kommen dann schwere Schicksalsschläge, denen die betroffenen Menschen nicht gewachsen sind, und sie sorgen sich zu sehr, um überhaupt zu fragen: „Kann ich doch etwas ändern?" Solche Momente sind aber gerade die Möglichkeiten zum Erwachen, zum Entfalten eines neuen Bewusstseins.

Die Kraft der Vergangenheit ist jedoch in manchen Fällen so stark, dass man am Anfang nicht sofort etwas verändern kann. Man kann sich trotzdem bemühen. Es ist wichtig, immer wieder nach innen zu gehen, zu erspüren, was der Moment einem zu sagen hat. Selbst wenn man feststellen muss, es geht noch nicht, man ist noch nicht stark genug, sollte man trotzdem nicht aufhören, sondern es immer wieder neu versuchen. Irgendwann kommt „der Klick" – und die neue Kraft nimmt Gestalt an. Je bewusster die Menschen werden, umso schneller wird der Prozess verlaufen. Dann hat die Vergangenheit gar keine Chance mehr. Das „Nicht-Wissen" möchte bewusst werden. Das noch Unerwachte möchte erwachen. Auch wenn es sich am Anfang noch dagegen wehrt, wird der Gesamtprozess, sobald sich erste Erfolge eingestellt haben, wesentlich schneller verlaufen. Jeder kleine Sieg über das Ego stärkt das göttliche Ich! Das „Nicht-Wissen" fügt sich dem „Wissen".

Frage: Welche Kräfte wirken in diesem Geschehen. Wer oder was ist das kleine Ego, welches bestimmte Prozesse noch nicht angehen und annehmen kann? Was ist das Nicht-Wissen wirklich?

RB: Es gibt eigentlich nur ein „Ich". Niemand *muss* sich zu einem anderen „Ich" hin verändern. Jeder ist frei. Aber wenn

Heilung und Bewusstsein

ein „Ich" gemerkt hat, dass es nicht mehr will, dann entscheidet es sich zu beobachten. Es fragt sich: „Was tue ich?"

Der größte Gegenpol für ein „Ich" ist nicht das Ego, sondern das „Du". Durch das „Du" offenbart sich noch das volle „Nicht-Wissen", aber auch die erste Entwicklung in der Abhängigkeit. Unter diesem „Du" muss man sich etwas sehr Umfassendes vorstellen: Es ist nicht nur ein Partner, die Familie oder ein oder mehrere Freunde, es sind auch alle Handlungen, die nur nach außen orientiert sind, weil der Mensch danach trachtet, seine Bedürfnisse zu sättigen.

Eine bewusste Wandlung beginnt erst auf der Ich-Ebene, auf der man grundlegende Entscheidungen trifft. Hier fragt man sich: „Will ich oder will ich nicht?" Es ist die Entwicklung vom Du zum Ich und dann zum vollen Bewusstsein, die den Prozess des Erwachens charakterisiert.

Frage: Und welche Rolle spielt das Karma in diesem ganzen Bewusstwerdungsprozess? Kann man sagen, dass Karma dem Unbewussten gleicht?

RB: Das Karma ist das Gleiche wie das Unbewusste! Das Unbewusste ist wieder die Folge von der Magnetkraft, damit das Leben überhaupt beginnt. Das „Wissen" erschafft das Leben, bis hin zum dunkelsten „Nicht-Wissen" – und der Weg ist das Karma.

Irgendwann öffnet sich das Bewusstsein dem Jetzt, welches kein Karma ist.

Frage: Gleicht also das „Jetzt" dem Bewusstsein, dem geistigen Erwachen?

RB: Ja, absolut. Erwachen bedeutet, von Karma frei zu werden. Im wirklichen Wissen befreien wir uns von den Bindungen des Karma. Das Karma führt das Gesetz von „Ursache-Wirkung" bis hin zum totalen „Nicht-Wissen". Eine Begegnung mit dem Karma führt zu einer Bewusstwerdung. Man sollte sie richtig betrachten und sich in diesem Moment fragen: „Was tue ich denn da? Warum tue ich es?" Wenn man hinschaut, erkennt man die verschiedenen Leben, die man schon gelebt hat, und die Zusammenhänge mit dem heutigen Leben. Je bewusster man damit umgeht, desto mehr Spaß macht es, immer mehr Wissen zu erwerben und immer bewusster den Moment zu erleben. Dann tritt wirkliche Lebensfreude ein; und auch wenn sich etwas von der Vergangenheit zeigt, kann das diese tiefe Freude nicht überschatten. Diese neuen Kräfte sind größer und lichtvoller als die alten Erinnerungen.

Heilung und Bewusstsein

Frage: Läuft man nicht Gefahr, auf dieser neuen Ebene wieder neues Karma zu erschaffen?

RB: Doch, das kann man. Wenn das Unbewusste wiederkommt, dann baut man wieder neues Karma auf, welches sich aber schneller löst, weil es nur ein Spiel ist, wo Freude herrscht und nicht Bindung. Das Unbewusste, das Karma, ist an das „Nicht-Wissen" gebunden.

Je bewusster die Menschen sind, desto schneller verläuft dieser Karma-Prozess, lösen sich diese Bindungen. Es sind dann eher – wenn ich es so nennen darf – „Spaß-Bindungen", so etwas wie eine dunkle Wolke, die sich schnell wieder auflöst.

Frage: Sind das dann die Bindungen, die man angeht im Sinne von: Man bindet etwas – eine neue Beziehung, einen neuen Job, eine neue Sport-Art – nicht deshalb, weil man es zum Überleben braucht, sondern weil man wachsen will, um etwas Neues über sich und das Leben zu lernen, um neue Seiten des Daseins zu entdecken.

RB: Genau solche Bindungen. Oder man bindet auch deswegen, weil man es nicht vermeiden konnte.

Es ist, als würde man in der Universität sitzen und Gott ist der Lehrer. Er gibt dem Studenten nur die allerbesten Aufgaben, damit er seine Talente und Fähigkeiten weiterentwickeln kann. Und der Student sagt zu diesen Aufgaben nicht „Ufff!", sondern „Jaaa!" Er weiß, dass das Göttliche in ihm, das Bewusstsein, ihn besser kennt und ihm immer nur das Beste zukommen lässt, die besten Aufgaben, die er bekommen kann. Für den Studenten ist es eine Freude. Er hat Spaß daran, die Aufgabe zu erledigen. Er freut sich, wieder etwas Neues kennenzulernen. Es geht nur um diese Freude.

Frage: Die Lebensfreude ist etwas so Wertvolles. Wie oft vergisst man es im Leben, seine Aufgaben mit Freude zu erledigen. Das Pflicht-Gefühl, das Sollen oder das Müssen, überschattet manchmal die wahre Freude.

RB: Das passiert schon, das stimmt. Aber auch das ist richtig. Das ist nichts Falsches. Auch das ist das Leben.

Frage: Die innere Freude ist das, was wichtig ist, was wirklich zählt. Eine alte indische Weisheitstradition benutzt das Wort „Sat-chit-ananda". „Sat" steht für das Sein, „Chit" für das Bewusstsein und „Ananda" bedeutet Glückseligkeit. In diesem Zusammenhang ist es wahrscheinlich zutreffend, zu sagen, dass es gerade um diesen Zustand der Glückseligkeit geht?

RB: Auch wenn man weiß, dass man noch viel zu lernen hat, ist die Empfindung der Freude da, weil man sich anders bindet. Wenn ein Geschehnis auch eine Last bedeutet, handelt man anders, nimmt es anders wahr und fühlt sich nicht vom Negativen beeinflusst. Man kann noch immer die innere Freude darin wahrnehmen. Das ist auch Glückseligkeit.
Glückseligkeit ist kein „Halleluja Singen", es ist eine Dynamik. Wir wachsen von Glückseligkeit zu Glückseligkeit. Das Leben verändert sich ständig. Es kommen viele neue Erlebnisse und Erfahrungen hinzu, aber man bindet sich nicht mehr so stark, weil dieser neue Zustand, diese innere Glückseligkeit stärker ist.

Frage: Verliert man sich nicht vielleicht zu schnell in dieser Glückseligkeit?

RB: Deswegen ist es so wichtig, die Materie nicht zu missachten. Ich sage oft: „Höre auf zu meditieren und gehe ins Grobe." Darin liegen die Aufgaben. Dieses Grobe, diese Dichte lieben zu lernen. Sonst ist es gefährlich, weil es dann eine Trennung gibt. Man kann schnell nach oben schweben, aber wiederum auch schnell nach unten fallen. Das kann sich auch ein paar Mal wiederholen, man fühlt sich gespalten, eigentlich schizophren. Diese beiden Seiten soll man aber zusammenfügen. Man sollte ein ganz normales Leben führen. Die kommende Zeit macht es immer mehr möglich, dass diese zwei Ebenen – das Dichte und das Schwebende, wenn man das so benennen kann, miteinander verbunden sind. Die Liebe zu dem Dichten ist jetzt sogar wichtiger als die Liebe zum Feinstofflichen, Schwebenden.

Frage: So verstanden zu werden, angenommen zu werden, wie man ist, ist auch ein Grund für Glückseligkeit. Zwischen Gesprächspartnern Verständnis zu empfinden – das ist für die Seele wichtig.

RB: Es ist sehr wichtig. Manchmal verstehen das vermeintlich „einfache" oder verschlossene Menschen besser als anscheinend weit entwickelte.

Ich hatte vor ein paar Tagen eine junge Frau zur Behandlung. Ihr Bruder war in Drogen-Geschäfte verwickelt und ist überraschend schnell gestorben. Bei der medialen Sitzung war der Bruder sehr präsent und hat uns mitgeteilt, dass er nicht mehr auf die Erde zurückzukommen braucht. Ich habe es so klar verstanden. Er bedurfte noch eines Lebens mit dem absoluten Gegenpol, bis zum bitteren Ende.

◉ **Heilung und Bewusstsein**

Er war so ein reiner, vollkommener Mensch, wenn man ihn aus einer höheren Perspektive anschaute und verstehen konnte. Deswegen sollte man *nie urteilen!* Der Mensch kommt hier auf die Erde, um eine bestimmte Erfahrung zu durchleben, die das Ganze vollkommen macht. Man kann ein Menschenleben NIE bewerten! Schon gar nicht aus der Sicht der momentanen Wahrnehmung.

Frage: Die Bewertungen oder auch Beurteilungen sind oft automatisch Teil des Handelns. Auf einer Seite könnten sie eine Orientierungshilfe in vielen Situationen bedeuten, wenn man aber tiefer schaut, erkennt man, dass die wichtigen Teile zum Spiel Ursache-Wirkung gehören. Durch Bewertung kann man natürlich die gesamte Situation nicht immer im richtigen Licht sehen, so komplex, wie sie ist. Man schaut durch die eigene Begrenzung darauf.

RB: Alles ist nur die Liebe. Sobald man bemerkt, dass etwas an Liebe fehlt oder der innere Funke nicht da ist, sollte man sich bemühen, es zu lösen. Es ist ein wunderschönes Spiel. Wenn man die Liebe in sich trägt, dann ist es gar nicht möglich, sich an etwas anderes zu binden als an die Liebe. Es ist eine bewegende Kraft, es ist ein Spiel der Bewegung, eine Erfüllung der Sinne und des Betrachtens. Je mehr man weiß, umso mehr wird alles Liebe. Ohne Ausnahme – es ist nichts Künstliches dabei, kein Denken.

Frage: Das Werten springt bei bestimmten Handlungen manchmal automatisch ein.

RB: Man sucht und deshalb bewertet man. Es ist ein Manko, welches der Mensch in sich trägt. Es ist eine Seite im Selbst, die man verdrängt hat und zu finden versucht. Der Andere spiegelt diese Verdrängung, deswegen beginnt man zu werten. Jede Bewertung hat etwas mit sich selbst zu tun. Bewertung gehört zum Weg, zum Prozess. Man darf anfänglich bewerten, das ist durchaus in Ordnung. Irgendwann hört es aber auf, weil man der Liebe mehr Raum gibt. Weil man schon bestimmte Erkenntnisse gewonnen hat. Aber es ist ein Weg, und man kann auf diesem Weg nichts überspringen. Es ist ein Pfad des Erkennens.

Frage: Wenn man das wahre Ich lebt, bewertet man nicht auch dann noch ein wenig? Spielt man auf dieser Ebene überhaupt noch oder ist man nur in der Liebe?

RB: Stellen wir uns vor: Es gibt ein Problem, eine Aufgabe, die man lösen soll. Man weiß aber nicht wie. Im Inneren

Heilung und Bewusstsein

kennt man eigentlich die Lösung. Es ist der Weg der Liebe. Mit dem Verstand vom Jetzt kann man das Problem nicht lösen. Wenn man aber in sich, in der Liebe bleibt, dann löst sich das Problem von selbst. Man weiß, was man tut. Ich sage oft: „Wenn ein Problem da ist, gehe in die Liebe." Die Liebe ist die Geburt allen Lebens. Das heißt, wir müssen zurückgehen zur Geburt, auch wenn man in diesem Moment noch begrenzt ist und die Lösung nicht sieht.

Deswegen ist es auch wichtig, erst die Liebe zu sich zu verwirklichen. „Ich liebe mich", ist ein zentraler Satz. Wenn man es schafft, in der Liebe zu sich selbst zu bleiben, dann ist schon die Hälfte des Problems gelöst. Die Liebe ist an kein Problem gebunden. Es gibt keine Bindung mehr. Man sucht nichts, wenn man in der Liebe ist. Ein Problem entsteht, wenn man immer noch etwas im Äußeren sucht. Wenn man aber die Suche nicht mehr benötigt, weil man schon gefunden hat, dann kann sich vieles lösen.

5

Wie Heilung ohne Heiler geschieht

„Man kann in den Menschen nur etwas wecken, aber niemals heilen. Das geht nicht... Wenn das Bewusstsein nicht da ist, ist auch die Selbstheilung begrenzt."

– RENÉE BONANOMI –

Wenn man eine so radikale Behauptung aufstellt, dass wahre „Heilung ohne Heiler geschehe", dann muss man dies im Detail belegen. Dazu dürfte es wesentlich sein, die verschiedenen Ebenen (oder Dimensionen) des Heilens aufzuzeigen sowie die Prozesse anzusprechen, die sich im Heiler und im Heilungssuchenden abspielen. Die nachstehenden Fragen und Antworten versuchen, diesen komplexen Bereich in Umrissen nachzuzeichnen.

Frage: Es gibt drei Ebenen des Heilens:
- Die Körperchemie (Pharmazie, Biologie, physischer Körper). Wenn man ein Problem hat, bekommt man ein Medikament, ein Antibiotikum und so weiter, damit ist das physische Problem behandelt.
- Die Energiemedizin (Heilung auf der Meta-Ebene, Homöopathie, Astral-Ebene)
- Die Geistheilung

Wohin zielt der Impuls der Heilung, wenn Du mit Patienten arbeitest? In die mentale oder sogar in die kausale Ebene? Oder gibt es noch einen weiteren Zugang? Die entscheidende Frage lautet also: „Wo ist eigentlich die Geistheilung angesiedelt?"

RB: Erstens ist es wichtig zu sagen, dass es nicht nur eine Ebene ist, die angesprochen wird. Alle Ebenen bedingen einander wechselseitig. Wenn ich also jemanden körperlich behandele, wirkt das auf das ganze System ein. Wenn ich jemanden geistig behandele, wirkt es ebenfalls auf das ganze System ein. Es ist keine Ebene unabhängig von den anderen. Alle Ebenen sind miteinander verbunden.

Schauen wir uns das noch etwas genauer an:
Ich bin Körper. Ich bin Engelform. Ich bin Geist. Das kann ich mir immer wieder vorsagen: Doch es bewirkt nichts. Ich

kann jede Ebene in Gedanken ansprechen: Doch es bewirkt nichts.
Die geistige Ebene enthält die stärkste Kraft. Man kann diese Struktur vielleicht mit dem Aufbau des Atoms vergleichen. Eine hochkonzentrierte, hochpotenzierte Kraft wirkt stärker als eine schwache molekulare Verbindung. Und trotzdem gibt es Situationen, wo eine körperliche Behandlung effektiver ist als eine geistige. Die Behandlungsform ist abhängig vom Bewusstsein, wenngleich die Geistheilung auf allen Ebenen zu wirken vermag.
Jede Behandlungsweise hat ihren Sinn. Dennoch ist es natürlich hilfreich zu wissen, dass der Geist den Körper lenkt. In der Praxis zeigt sich es zum Beispiel so, dass man genau zu dem Arzt hingezogen wird, der dem eigenen Bewusstseinsniveau entspricht. Es ist alles weise geregelt. Man kann keinen falschen Arzt auswählen! Das Ganze entspricht immer dem eigenen System – dem eigenen Stand des Bewusstseins. Das Bewusstsein lenkt alles – bis in die dichteste Ebene hinein.

Frage: Wenn jemand wirklich bewusst, also geistig wach ist, dann müsste es doch ausreichen, nur einen Impuls zu setzen, eine Gedankenform, so dass die Wirkung bis in den kleinen Zeh gelangt?

RB: Das mag zutreffen, aber wir dürfen niemals vergessen: Heilung ist immer individuell und vom Bewusstsein abhängig. Deswegen kann man auch nicht pauschal sagen: „Ach ja, dann gehe mit deinem Problem zum Geistheiler, der ist besser, der hilft dir." Es hängt alles, wirklich alles, vom Bewusstsein ab!

Man setzt einen Impuls, lässt ihn in dem Moment, wo man ihn absetzt, aber sofort wieder los; denn nur dann stellt sich das Richtige ein, das, was für den Moment absolut perfekt ist. Man soll sich eine Heilung wünschen, das darf man, aber man sollte diesen Wunsch dann auch sofort wieder gehen lassen, ihn loslassen. Stattdessen treten aber meistens Erwartungen und mit ihnen Verspannungen auf, weil man will, dass es so geschieht, wie man es sich vorstellt. Einfach nur auf einer ganz feinen Ebene den Heilungswunsch äußern – und den Wunsch dann sofort wieder loslassen. Dann kann es zu seiner Erfüllung kommen.

Frage: Wann geschieht die Heilung? Warum darf der eine geheilt werden, während der andere weiter leiden muss? Gibt es da eine Gesetzmäßigkeit oder bleibt Geistheilung letztlich ein göttliches Mysterium?

RB: So wie die Schöpfung verschieden ist, ist auch die Erfüllung des Heilungswunsches verschieden. Es gibt unbegrenz-

Wie Heilung ohne Heiler geschieht

te Variationen. Manchmal geschieht etwas spontan. Jesus hat zu dem Gelähmten gesagt: „Stehe auf und gehe!" Aber er konnte das nur sagen, weil er sich in dem entsprechenden Bewusstseinszustand befunden hat.

Das Ego ist die stärkste hemmende Kraft. „Stehe auf und gehe!" – diese Aufforderung von Jesus läuft durch das ganze System. Wenn sie es durchdringt – dann geschieht Heilung. Nur wenn das Ego völlig zur Seite tritt, dann fließt dieses „Etwas", dringt durch und heilt. Es ist der Kranke selbst, der sich heilt, *NIE* der Heiler! Ob das Licht oder Heilung durch mich oder durch jemand anderen kommt, spielt keine große Rolle. Ein Heiler weckt durch die Atome das eigene Licht des Erkrankten. Es ist nie das Licht des Heilers, es ist das Erwecken im Anderen.

Man kann nur erwecken, aber niemals heilen! Das geht nicht! Heilung geschieht nur, wenn der Heiler nicht mehr „da" ist!

Frage: Also sprechen wir letztlich doch von Selbstheilung. Aber wie soll das gehen, wenn man, bei realistischer Betrachtung, nicht einmal in der Lage ist, mit den eigenen Selbstheilungskräften einen einfachen Schnupfen zu heilen?

RB: Wenn man das Bild annimmt, dass Gott der Lehrer an einer Universität ist und nur die richtigen und besten Aufgaben an seine Schülern verteilt, dann hat man die Antwort bekommen. Dann ist auch ein Schnupfen einfach nur eine Aufgabe, und es wird vom Schüler nichts anderes erwartet, als sein Bewusstsein aus dem Lernprozess zu beziehen. Es ist kein anderer Wunsch da, als den Schüler bewusst zu machen. Gott verteilt keine falsche Aufgaben, sondern nur richtige.

Man sollte sich Zeit nehmen, in sich schauen und sich fragen: „Was kann ich aus dieser Krankheit lernen? Ist in meiner Welt alles in Ordnung? Liebe ich mich wirklich?"

Eine Erkrankung ist stets eine Minderung der Liebe in uns. Auch ein Schnupfen kommt nur, um uns zu zeigen: „Stopp, zu viel, schaue hin, ändere etwas." Es ist in letzter Konsequenz immer eine Frage der Liebe.

Frage: In diesen Vergleichen und in der Symbolik von Gott als Universitätslehrer taucht natürlich ganz automatisch ein Bild auf: Jesus am Kreuz. Er hat auch gelitten und hat sich nicht geholfen, obwohl seine Kräfte sicherlich ganz anders ausgeprägt waren und er offensichtlich die Macht hatte, sein eigenes Leid zu überwinden. Galt in diesem Fall ein anderes Gesetz?

RB: Jesus hat nicht gelitten. Er zeigte, dass er wusste, was Leiden ist. Wenn ihn Menschen als Leidenden sehen möchten, weil sie selbst leiden, dann sehen sie ihn als Leidenden.

☉ Wie Heilung ohne Heiler geschieht

Jesus wollte zeigen, dass er sich mit seinen Mitmenschen auf der gleichen Ebene befand. Er war erleuchtet, aber er hat sich dem irdischen Leiden nicht verweigert. Er wollte zeigen, dass er das menschliche Elend versteht. Er konnte auf jede Ebene gehen, damit jeder Mensch zu erkennen vermochte: „Christus versteht mich auf meiner Ebene." Christus wollte zeigen, dass jede Schwingung von ihm vollkommen verstanden wurde.

Beim Heilen geht es nicht darum zu sagen: „Ich leide." Man spürt natürlich vollständig das Leid des Anderen. Ich spüre hundertprozentig, wie sich ein Mensch fühlt, aber ich bin nicht dieses Leid. Auch wenn ich es vollkommen wahrnehme, bin ich es nicht. Man identifiziert sich nicht damit.

Frage: Man beherrscht einfach nicht alle Ebenen. Das menschliche Bewusstsein ist weder ganzheitlich noch absolut. Daher sind auch die Selbstheilungskräfte noch begrenzt. Deswegen, um bei dem früheren Beispiel zu bleiben, kann man Schnupfen nicht so einfach aus dem Geist heraus heilen.

RB: Das ist absolut wahr. Man blickt einfach nicht durch. Der leidende Christus holt uns dort ab, wo unsere niedersten Gefühle sind, im Leiden oder im Schmerz; aber eigentlich geht es um die Einheit, es geht um das Höhere, um das, was hinter diesem Leid steht. Das jedoch muss jeder für sich selbst entdecken. Zu sagen: „Ach, mache dir keine Sorgen, es ist alles gut, es ist alles goldig, es ist alles nur die Liebe" – das hilft auch nicht. Es ist wichtig, den Moment, in dem Leid vorhanden ist, anzunehmen, zu diesem Leid zu gehen und es anzuschauen. Dann entsteht auch die heilsame Frage: „Warum?"

Frage: Die große amerikanische Heilerin Dora Kunz schildert in ihrem Buch über die menschliche Aura, dass bestimmte Krankheitsprobleme im feinstofflichen Feld des Menschen verankert seien und man diesen nicht ausweichen könne. Da gibt es offensichtlich nur einen relativ kleinen Handlungsspielraum?

RB: Das Bewusstsein ist der Spielraum!
Ich spüre vielleicht eine Krebserkrankung bei einem Klienten. Er sagt jedoch, er sei schon ausgeheilt. Aber ich sehe in seinem Aura-Feld, dass noch etwas vorhanden ist, auch wenn man das nicht als Krebs bezeichnen kann. Es ist eventuell eine Verknotung, eine Möglichkeit, dass er sich wieder bildet. Dann gehe ich dorthin und wirke dort, obwohl der Körper kerngesund ist. In der feinen Energie ist noch etwas, was noch nicht gelöst ist. Die Möglichkeit, dass es wieder geschieht, besteht weiterhin. Ich schaue, ob ich das Rollen-Spiel „Opfer-Täter" korrigieren kann, da es meistens

um Menschen geht, die sich im Leben als Opfer fühlen. Ich sage ihnen, sie sollen sich mehr wehren, sich für ihre eigenen Interessen einsetzen und zuhören, was ihr Inneres ihnen sagen will. Ich finde dann meist Wege, damit sich auch von der feinstofflichen Ebene her etwas verändern kann. Es ist vieles möglich. Man kann manches verändern; aber es erfordert immer eine Arbeit am Bewusstsein.

Frage: Wenn man auf der Zeitschiene zurückgehen könnte, könnte man bestimmte Krankheitsdispositionen in der Aura noch vor ihrer eigentlichen Auswirkung auflösen?

RB: Auf jeden Fall. Ich spüre selber, ob in der Aura eine Krankheitsdisposition vorhanden ist. Eine solche Disposition ist aber nichts Schicksalhaftes, es ist möglich, diese von einer feinen Ebene her zu verändern. Das Einzige, was zählt, ist das Bewusstsein. Ich frage immer: „*Warum?* Warum brauche ich das? Wie kann ich es verändern, damit ich es nicht mehr brauche?" Es ist nur das Bewusstsein, das führt.

Oft sagt man, dass eine Krankheitsdisposition karmisch oder genetisch ist. Für mich ist es etwas Unbewusstes, das Nicht-Wissen.

Frage: Hat dann jede Krankheit, in diesem Sinne verstan-

den, immer einen psychosomatischen Hintergrund? Hat auch eine gebrochene Hand etwas mit der Psyche zu tun?

RB: Ja, das ist deckungsgleich. Das Gesetz von Ursache-Wirkung zeigt sich ununterbrochen im alltäglichen Leben. Man kann dieses Gesetz nur überwinden, indem man sich fragt: „*Warum* mache ich das jetzt?" Natürlich kann man nicht alles erkennen, aber diese Frage öffnet immer eine Türe, um weiter zu schauen, um weiter zu sehen und weiter zu verstehen.

Frage: Kann man die Kausalitäts-Kette dorthin zurückführen, wo sie ausgelöst worden ist?

RB: Alles, wirklich alles, ist in der Seele vorhanden. Den Moment, in dem man schon konkret handelt, kann man nicht mehr verändern. Dieser Moment spiegelt das „Wissen" und das „Nicht-Wissen" ganz genau wider. Wenn sich schon eine Krankheit zeigt, kann man diesen Moment nicht verändern. Man kann aber etwas daraus lernen. Das ermöglicht, dass beim nächsten Mal die Kraft des Wissens stärker wird und man anders handelt. Trotzdem ist jede Handlung vollkommen, es gibt keine Fehler.

Man bekommt niemals das, was einem nicht entspricht. Wenn eine Krankheit schon ausbricht, hat es auch seinen

Wie Heilung ohne Heiler geschieht

Sinn, sich zum Beispiel von einem Schulmediziner behandeln zu lassen. Es ist momentan so eine Mode, sich selbst heilen zu wollen, alles aus eigener Kraft zu schaffen. Aber wenn das entsprechende Bewusstsein nicht vorhanden ist, dann ist auch die Selbstheilungskraft begrenzt! Man kommt immer in die Situationen, in denen man wachsen kann, etwas lernen darf. Eine Krankheit ist ein gutes Beispiel dafür. Sie ermöglicht zu lernen, wie man *sein* könnte. Man fragt sich natürlich: „Was kann ich tun?" Aber es geht nicht darum, „etwas zu tun", es geht darum – „zu sein".

Frage: Ist es so, dass „das Sein", das Bewusst-Sein, das Einzige ist, was heilt, wenn man den eigenen Seins-Zustand zulässt, annimmt und nichts erwartet?

RB: Alle Erwartungen behindern in der Regel. Heilen bedeutet, geschehen zu lassen. Das Bewusstsein ist das, was anzieht, was automatisch wirkt. Jeder möchte mehr wissen, das Nicht-Wissen sucht süchtig das Wissen, um mehr Bewusstsein zu erlangen. Sobald ein Mensch nur ein bisschen bewusst ist, wirkt es wie ein Magnet. Es zieht an. Und so soll es sein. Dann ist kein „Muss" mehr da, sondern nur pure Freude. Es ist reine Glückseligkeit, wenn man über das Bewusstsein wirken kann.

Frage: Was ist mit dem Bewusstsein des Heilers?

RB: Heilen kann man nur, wenn man selbst stark ist. Das, was heilt, ist im Bewusstsein verankert.

Wenn der Heiler selbst noch zu viele innere Knoten und Verknüpfungen aufweist und er begegnet jemandem, der ähnliche Probleme und Schwierigkeiten hat, löst das auch beim Heiler selbst etwas aus, weil er mit dieser Problemstelle noch fest verbunden ist. Niemand ist vollkommen. Und so etwas kann natürlich jedem Heiler widerfahren.

Dann ist es wichtig, ehrlich zu sich selbst zu sein, weil der Klient dem Heiler etwas spiegelt, was in ihm noch nicht geklärt, was ihm noch nicht bewusst ist. Für solche Fälle kann der Heiler nur dankbar sein und sich sagen: „Danke, dass ich wachsen darf. Ich habe eine Chance, ich kann wachsen."

Für einen Heiler ist vollkommene Ehrlichkeit der mit Abstand wichtigste Charakterzug.

Beim Heilen muss zwischen Heiler und Patient die gleiche Schwingung herrschen, sonst versteht man sich nicht.

Ein Heiler soll in seinem Gegenüber nur das Bewusstsein wecken. Der Klient hat den Wunsch zu wachsen, mehr zu wissen. Mehr zu wissen, führt zu mehr Können, zum Beherrschen des ganzen Lebens. Für einen Heiler zählt allein – an der Quelle zu sein, über die Intuition mit der höheren

Intelligenz verbunden zu bleiben. Das, was heilt, ist die absolute Intelligenz in einem einzelnen Menschen.

Frage: Es ist wieder ein revolutionärer Ansatz zu sagen, dass man den anderen nicht heilen, sondern nur in ihm „etwas", nennen wir es Bewusstsein, erwecken kann. Welche Rolle spielt die Intuition für dieses Erwecken?

RB: Die Intuition ist der Weg zum ganzheitlichen Wissen. Intuition ist keine Erfahrung, sie ist spontan. Die ganze menschliche Handlung basiert auf Erfahrung. Man weiß: „Das tue ich, das andere tue ich nicht." Das sind Erfahrungswerte. Die Intuition ist ein umfassendes Erkennen im Jetzt, nicht ein angesammeltes Wissen aus der Erinnerung an viele Erfahrungen. Die höhere Intelligenz gibt sich total diesem einen Moment hin und handhabt die Situation richtig.

Frage: Kann man Intuition erlernen oder ist es eine Gabe?

RB: Natürlich kann man Intuition erlernen. Es ist die wichtigste Entwicklung für die Menschen. Es ist der Weg zur absoluten Intelligenz. Dieser Weg führt dahin, dass das Leben immer aus dem Moment gelebt wird und nicht aus der Vergangenheit, welche eine Zukunft bildet, die dann karmisch bedingt ist. Das Leben soll aus dem Moment gelebt sein, das ist Freiheit. Diese Fähigkeit trägt jedes menschliche Wesen in sich, davon bin ich zutiefst überzeugt. Jeder Mensch kann die Intuition erlernen, wenn er gleichzeitig auch akzeptiert, dass es ein Lernweg ist.

Die Intuition entspricht dem natürlichen Da-Sein des Menschen, weil alle seine Sinne und Reaktionen darauf ausgerichtet sind, aus dem Moment heraus zu leben. So ist der Mensch frei vom „Ursache-Wirkung-Gesetz", er lebt frei und kreativ aus dem Jetzt, nicht aus dem Überlebensprinzip oder aus der Vergangenheit heraus.

Das Nichtwissen benötigt Schutz, Orientierung und eine Grenze. Intuition führt dorthin, wo alles Geschehen, wo alle Zusammenhänge, wo Zeit und Raum vereint sind. Sie führt zu einem Moment, den man aus voller Kraft lebt, ganz in Harmonie mit allen Aspekten seines Wesens.

6

Beziehungen und ihre Auswirkungen auf die Gesundheit

„Wachsen im Bewusstsein ist schwieriger,
als im alltäglichen Trott zu bleiben."

– RENÉE BONANOMI –

LIEBE – seit dem Anbeginn der Zeiten beschäftigt sich die Menschheit mit diesem Thema. Die Bibliotheken in allen Ländern waren und sind voll von klugen und weniger klugen Büchern über dieses Gebiet. Was bewegt die Menschen und treibt sie an, sich so intensiv mit dem Thema „Liebe" zu befassen? Geht es wirklich nur darum, ein einfaches Gefühl zu verstehen, oder geht es vielleicht um mehr? Um etwas viel Tieferes, Existenzielleres, Wesentliches?

Wie zeigt sich das, was die Menschen mit „Liebe" umschreiben, in ihrer Alltagswirklichkeit? Da findet sich eine riesige Bandbreite von Gefühlen und Empfindungen, eine bunte Palette, von leuchtenden Farben bis hin zu den depressivsten

Grautönen. Wer gerade glücklich verliebt ist, schwebt auf einer Welle der Begeisterung und Glückseligkeit. Wer dagegen von einem Menschen, zu dem er in Liebe entbrannt ist, gerade ein „Nein" bekommen hat, der schwankt vielleicht zwischen Enttäuschung, Frustration und blanker Wut.

In dem Wort „ver"liebt sein wird auf seltsam deutliche Weise zum Ausdruck gebracht, dass mit der Liebe irgendetwas geschehen ist, was ihr wahres Wesen entstellt. Das „ver" drückt in der Regel immer eine Entstellung, eine Unordnung aus: Ver-wirrt, ver-letzt, ver-fahren, ver-dorben, ver-fallen, ver-gehen – um nur einige Worte zu nennen.

Es scheint ein Gesetz der Natur zu sein, dass sie danach trachtet, diese Unordnung wieder in eine neue Ordnung zu überführen; das kann mitunter schmerzhaft sein. Im Fall der Liebe geschieht dies etwa, wenn die Verliebten von ihrer rosaroten Wolke herunterpurzeln. Der Geliebte oder die Geliebte erweist sich nach einiger Zeit plötzlich als ganz normaler Mensch, mit ganz normalen Schwächen. Der Alltag kehrt wieder ein. Die Realität hat den Traum eingeholt. Und die Liebe? Ist sie damit verschwunden? War sie nur eine schöne Illusion? War sie nur der beschriebene „Kick", der das alltägliche Grau für Momente aufgehellt hat?

Wenn diese Situation eingetreten ist, beginnt ein wichtiger Prozess; oder vielleicht sollte man zutreffender sagen, in dieser Situation *kann* ein wichtiger Prozess beginnen. Es ist jener Prozess, in dem herauszufinden ist, worin der

Unterschied zwischen Verliebtheit und Liebe besteht. Es tritt nun etwas ein, was den wichtigen Prozess der Bewusstwerdung von Liebe im Gegensatz zum Verliebtsein verhindert: Die Schuldzuweisungen. Der aus seiner himmelhoch jauchzenden Verliebtheit Gerissene kommt nur in den seltensten Fällen auf die Idee, einmal bei sich selbst nachzuschauen, was in ihm vorgegangen ist. Stattdessen sucht er die „Schuld" für seine Enttäuschung beim vor kurzem noch so über alle Maßen geliebten Gegenüber. Dieses hat die in es gesetzten Erwartungen nicht erfüllt und ist somit schuld an der so schmerzhaften Ernüchterung. Wieso kommt eigentlich niemand auf die Idee, sich zu hinterfragen, ob der Irrtum vielleicht im eigenen Bewusstsein liegt? Vielleicht ist das Gegenüber noch immer dieselbe/derselbe wie zuvor, nur die Wahrnehmung ist eine andere geworden.

Dieser kritische Punkt in einer Beziehung ist gleichsam die Grenzscheide zwischen „emotionaler" und „wahrer" Liebe. Hier müsste ein Erkenntnisprozess einsetzen, inwiefern man den Anderen als „sie selbst" oder „ihn selbst" gesehen hat und inwieweit er nur das Objekt der eigenen Projektionen war. Wenn dieser Schritt vollgezogen wird, fallen übergangslos alle Schuldzuweisungen in sich zusammen. Das Gegenüber wird dann nicht mehr als Gegenstand des eigenen Ver-liebtseins betrachtet, sondern als geliebter Mensch. Verdeutlichend möchte man hier hinzufügen: Nur dann! Wenn keine

Rückbesinnung auf die eigenen Projektionen erfolgt, bleibt der von seinem einstigen Verliebtsein Enttäuschte in seiner illusionären Wirklichkeit zurück. Mit der Konsequenz, dass er sich sofort auf die Suche nach einem neuen „Objekt" begibt, mit dem sich der gleiche Kreislauf wiederholt.[1]

Frage: Den Wunsch nach einer erfüllten, liebevollen Beziehung tragen viele Menschen in sich. Viele bemühen sich, das Beste von sich zu geben, um in Harmonie mit einem Anderen das Leben zu gestalten. Eine Beziehung ist auch ein Lernprozess. Sie hat ihren Weg, ihre Tiefen und Höhen. Es ist ein Spiel zwischen Ich und Du – oder auch eine Begegnung. Was ist das für ein Geschehen? Wer ist dieses „Du", ohne das eine Beziehung nicht möglich ist?

RB: Gott ist für mich das Nichts. Aus diesem Nichts wird ein „Ich" geboren, welches schon eine Persönlichkeit ist. Diese Persönlichkeit hat schon ein absolutes Wissen in sich. Das „Ich" hat eine bestimmte Form, und je mehr man dieser Form entspricht, desto glücklicher ist man. Sonst sucht man diese Form im Äußeren, durch ein „Du". In diesem Zusammenhang ist ein „Du" für mich das „Nicht-Wissen".

---

[1] Diese Passage wurde mit freundlicher Erlaubnis des Crotona Verlages aus meinem Buch „Wer liebt, hat mehr vom Leben" (Amerang 2010) entnommen.

Frage: Sucht man eine Beziehung mit einem „Du" ausschließlich, um sich weiterzuentwickeln, sich selbst zu finden?

RB: Ja, so ist es. Das begrenzte Wissen über sich selbst führt zur Suche. Man sucht und erwartet: „Da ich so bin, erwarte ich von dem Anderen, dass er so ist..." Und schon ist man im Spiel. Man sucht nicht den ganzen Menschen, sondern bestimmte Teile in anderen, die man in sich vergessen hat oder die man nicht leben kann. Das Wissen und die Liebe suchen den Gegenpol. Der Mensch sucht eine andere Persönlichkeit, aus deren Teilen er etwas über sich selbst lernen kann.

In der heutigen Zeit geht es alles sehr schnell, man braucht einmal das, ein andermal jenes. Es ist aber immer mit Erwartungen verbunden. Die Erwartungen zerstören eine Beziehung, weil kein Mensch in der Lage ist, die Erwartungen des Anderen vollkommen zu erfüllen.

Frage: Ist eine Beziehung zwischen Ich und Du aber nicht auch eine Begegnung mit dem Göttlichen? Manchmal hängt das Verstehen entscheidend an der Wahl der Worte. Martin Buber, der große jüdische Religionsphilosoph, hat ein wegweisendes Buch mit dem Titel „Ich und Du" verfasst. Darin benutzt er die Worte genau im gegenteiligen Sinne wie Du. Für ihn ist die Begegnung mit einem „Du" in Wirklichkeit eine Begegnung mit dem Göttlichen, nämlich mit der einzigartigen Göttlichkeit dieses Du. Nur aus der unendlichen Fülle der Begegnungen erschließt sich ein Verständnis Gottes – und natürlich ist das ein nie endender Prozess. Das Geschöpf wird niemals die unbegreifliche Fülle des Schöpfers vollständig erfassen können. Gibt es für Dich eine Annäherung zwischen diesen anscheinend so unterschiedlichen Sichtweisen?

RB: Nur, wenn man den Anderen in seiner Vollkommenheit sieht. Aber trotzdem bleibt es doch eine Bindung, da man den Anderen braucht, um sich ganz, um sich vollkommen zu fühlen. Es ist noch eine bestimmte Abhängigkeit gegeben.

Wenn man in sich die Vollkommenheit empfindet, offenbart sich das ganze Sein, das wahre, vollkommene „Ich". Es bildet sich ein wirkliches Zusammensein mit einem Du. Es gibt keinen Unterschied zwischen männlich und weiblich. Alle Organe sind sowohl männlich als auch weiblich. Genauso sind auch alle Chakras männlich und weiblich – alles in einem Menschen beinhaltet beides. Auch wenn man einen weiblichen Körper hat, sind männlichen Anteile darin enthalten. Man findet alles in sich und sucht nicht im Äußeren, weil man alles in sich gefunden hat. Diese Qualität wird jeder Mensch immer stärker entwickeln. Die Kundalini-Energie ist dann frei und fließt als männliche und weibliche Energie im eigenen Körper. Dieses Geschehen bedeutet aber nicht, dass man keinen Partner mehr haben sollte. Es gibt nur keine Bindung mehr! Es ist ein Zusammensein, welches frei ist. Das ist die Zukunft – man ist immer freier, weil alles fließt. Je freier man ist, desto freier und schöner sieht man die Menschen um sich. Man teilt diese Freiheit und Schönheit, und überall begegnet man nur der Liebe.

Frage: Es gibt doch diese, nennen wir sie „normalen Beziehungen". Man trifft sich und durchlebt bestimmte Prozesse zusammen. Man trifft den Anderen, weil man für seine Entwicklung etwas von ihm benötigt. Er gehört irgendwie zu jenen Bedürfnissen, die sich sättigen wollen, damit man zu sich finden kann. Das ist ein klassisches Rollen-Spiel. Aber dann trifft man auch ein anderes „Du", mit welchem man diese Prozesse und Rollenspiele nicht lebt, weil es um eine ganz andere Qualität geht. Es geht um eine Begegnung von freien göttlichen Individuen, die sich inspirieren, bereichern, die nicht voneinander abhängig sind.

RB: In der Materie leben, aber frei bleiben – das ist die

nächste Stufe der menschlichen Entwicklung. Es ist die sogenannte „Engel-Form". Der Mensch war schon immer ein Engel – und sein Bewusstsein wandelt sich jetzt zu dieser Form. Die Engel haben keine Bedürfnisse: Weder Kinder noch eine Wohnung, weder einen Partner noch sonst irgendetwas. Doch es gibt unter ihnen einen wundervollen Austausch. Sie sind individuelle Wesen, aber sie sind frei, in ihrer Welt ungebunden zu leben. Das ist die nächste Stufe, die vor der Menschheit liegt, es ist eine ganz natürliche Folge der menschlichen Entwicklung.

Ein Engel verspürt keine Bedürfnisse. Es gibt aber eine gewisse Nähe, in welche die Engel sich einschwingen können.

Frage: Muss man nur eine Bindung mit einem Partner eingehen? Wenn man sich sucht, können mehrere Freunde, Bekannte oder Partner dabei wertvoll sein. Der eigentliche Lebenspartner muss nicht derjenige sein, der eine permanente Quelle der Inspiration und des Glücks ist. Heute merken inzwischen viele Menschen, dass man nicht immer nur mit einem Partner alles teilen kann. Wenn dieses Geschehen aber aus Sicht der Erwartungshaltungen oder der Moral betrachtet wird, dann empfinden viele sofort eine Verwirrung. Auf der einen Seite erkennt man, dass man gerade in der Partnerschaft viele alte Muster und Konventionen, die alle nichts mit Freiheit und Liebe zu tun haben, überwin-

den soll; auf der anderen Seite ist eine Hemmschwelle da – eben jene Moralvorstellungen und Erwartungshaltungen.

RB: Wir leben als Menschheit momentan in einer revolutionären Zeit. Es ist unglaublich. Wenn man sich vorstellt, wie die Gesellschaft zu Beginn des 20. Jahrhunderts strukturiert war, und wo die Gesellschaft heute steht – es waren nie so viele Veränderungen da wie jetzt. Warum? Im roten Kraftzentrum, im Basis-Chakra, will sich der Mensch binden. Sogar stark binden. Man zeugt Kinder, und diese Kinder brauchen Mutter und Vater. Also ist im Äußeren dafür gesorgt, dass Mann und Frau eine starke Bindung eingehen, um dem Kind zu geben, was es zum Leben benötigt. Auf dieser Ebene ist das Wissen nicht wichtig. Hier herrscht nur „ein soziales, gesellschaftliches MUSS". Es ist eine Macht, die an Ohnmacht grenzt. Wenn man vom Basis-Chakra weiter zum Sakral-Chakra und zum Solarplexus-Chakra voranschreitet, findet man weniger Gebundenheit. Man fängt an, eine eigene Freiheit zu entwickeln. Man fragt sich selber: „Wollen wir? Wollen wir nicht?" Man entwickelt sich in Richtung auf sein höheres Selbst. Man entwickelt sein „ICH". Eine Partnerschaft braucht Freiheit.

Man findet mehr und mehr sich selbst, lernt sein „Ich" kennen; und deshalb benötigt man immer weniger Impulse von außen. Man wird frei. Auf dieser Ebene wird auch die Liebe immer stärker und größer. Es ist eine Revolution, die es noch nie gegeben hat. Die Entwicklung schreitet aber weiter zur Engel-Form, welche die Rollenspiele Mann-Frau, Kinder oder Materie und so weiter nicht mehr braucht. Die Menschen befinden sich zurzeit in einem Zwischenstadium. Aufgrund dessen ist es wichtig, das Gefühl „ich brauche noch" zu sättigen und sich zu geben, was innerlich noch fehlt. Man sollte sich dann aber auch klar darüber sein und statt „ich liebe" besser den Ausdruck „ich brauche" benutzen.

Frage: Aber gerade die Entwicklung in der heutigen Gesellschaft führt dazu, dass „das Brauchen" durch viele verschiedene Aspekte oder Wesen strukturiert ist. Früher hat man etwas von diesem gebraucht, heimlich wahrscheinlich auch etwas von jenem. Heute braucht man mehr und mehr. Der Konflikt hat sich vertieft, das Rollen-Spiel „Opfer-Täter" häuft sich. Alle sind auf das Brauchen angewiesen und nehmen es sich auch. Man BRAUCHT sogar die Freiheit. Es ist eine „Brauchen und Nehmen"-Gesellschaft. Das zeigt sich natürlich auch in den Beziehungen.

RB: Die Gesellschaft ist noch weit davon entfernt, dass man „brauchen" als Entwicklung versteht. Die Gesellschaft braucht noch, um das Ego zu sättigen.

Wenn sich die Grenze von einem stark unterdrückten

Land öffnet, dann sind die Bedürfnisse der Einwohner übermäßig. Was man nicht hatte oder haben durfte, sucht man sich im Übermaß. Das ist der Gegenpol. Jetzt lebt man auch in einer übermäßigen Zeit, wo man das Wahre noch nicht gefunden hat. Aber dies geht schnell vorbei und regelt sich von alleine. Man findet die Mitte, weil man den Ausgleich sucht. Es benötigt aber Zeit, es gehört einfach dazu.
Das „Brauchen" beinhaltet aber auch eine unendliche Dankbarkeit. „Danke, dass ich brauchen darf", damit ist vieles gesagt. Es ist ein riesiger Unterschied! Das „Brauchen" bedeutet, sich zu entwickeln. Das benötigt aber Zeit, bis eine Generation die Zusammenhänge versteht.

Frage: Es scheint ein Prozess zu sein – die Entwicklung vom Nehmen zum Geben. In einer Beziehung entsteht oft die Frage: „Was kann ich nehmen? Was kann mir diese Beziehung geben?" Eigentlich kann man sich auch fragen: „Was kann ich in diese Beziehung einbringen?"

RB: Das Ego nimmt. Es erkennt das aber oft nicht. Das Dienen beginnt erst, wenn man sich gefunden hat. Durch ein „Du" lernt man sich selber kennen.

Wenn ein „ICH" erfüllt ist, fühlt es keine Notwendigkeit mehr, sich etwas zu nehmen. Es lebt sich und es liebt. Die

Suche nach dem Du, dem Du, das ein Defizit ausgleichen soll, endet, wenn kein Defizit, kein Mangel, kein Bedürfnis mehr besteht. Trotzdem kann es dann natürlich noch Beziehungen geben – und zwar wahrhaft erfüllende Beziehungen, die in einer echten Begegnung wurzeln.

Frage: Was kann beispielsweise eine Frau aus einer Beziehung über sich lernen, wenn der Mann Alkoholiker ist. Oder umgekehrt, wenn ein Mann mit einer depressiven Frau zusammenlebt?

RB: Ich betrachte jeden Menschen als Individuum. Die Vergangenheit verursacht, dass jemand denkt, er müsse trinken, oder sie setzt die Ursachen, weshalb jemand in Depression verfällt. Es ist nicht bei jedem das Gleiche, es ist sehr individuell. Es könnte sich etwas in der Kindheit abgespielt haben, oder es könnte aus einem früheren Leben kommen. Dann schaut man sich die Zusammensetzungen dafür an, warum jemand im Übermaß Alkohol trinkt oder unter Depressionen leidet. Es geht immer um die Persönlichkeit dahinter, um ein Individuum. Nur so kann man sehen und verstehen, was bei diesem Individuum falsch gelaufen ist.

Die Behauptung: „Mein Vater war Alkoholiker", sagt noch gar nichts aus. Es geht immer um eine Familie mit einem konkreten Problem, und dieses Problem sollte man sich ganz genau anschauen. Der Gesamtkomplex lässt sich nicht allgemein beantworten.

Frage: Solche Situationen können auch eine Möglichkeit zum Wachsen sein, man muss nicht immer eine Opfer-Rolle einnehmen?

RB: Es ist immer eine Möglichkeit für Entwicklung da. In jedem Einzelnen ist eine hohe Intelligenz vorhanden, die keinen Fehler macht. Das Nicht-Wissen weiß es aber nicht, deswegen ist es passiv. Man fragt sich: „Wie konnte ich so einen Mann heiraten, wie konnte mir so etwas passieren?" Man sucht die Antwort im Äußeren, man projiziert. Das Entscheidende ist aber die Intelligenz in jedem selbst. Sie sucht nie falsch. Sie sucht immer das Richtige.

Das Nicht-Wissen bindet noch, weil es nicht weiß, dass die Entwicklung weitergeht. Das Nicht-Wissen will bei dem, was es kennt, verharren. Aufgrund von Traditionen, von alten Mustern und Gewohnheiten. Man könnte sich schon längst davon befreien, aber man erkennt die Zusammenhänge noch nicht.

Normalerweise kommt die Lösung durch eine neue Liebe. Die Liebe möchte immer dem Anderen den Vortritt geben. Dann löst sich ein Partner und sagt dem Anderen: „Verzeih, ich muss dich loslassen, weil ich einen anderen Weg einschlagen muss oder ihn mit einem anderen Partner gehen möchte." Der Wunsch ist geboren, das Alte zu lösen, sich für das Neue zu öffnen. Man hat gelernt, was man lernen sollte. Es ist keine Magnetkraft mehr da. Trotzdem können Konflikte entstehen, wenn ein Teil noch im „Nicht-Wissen" verankert ist und den wahren Wert des Neuen noch nicht erkennt. Das Wissen sagt aber trotzdem: „Danke, dass es mit Liebe geschehen konnte." Es ist auch wichtig, das Problem nicht um jeden Preis lösen zu wollen und sich die bestehenden Konflikte anzuschauen – auch aus dem „Nicht-Wissen" heraus.

Das Leben ist ein einziger Lernprozess, und man bindet sich an eine Beziehung genau so lange, wie man daraus lernen kann. Manchmal bleibt man allerdings auch in einer Beziehung, weil man nicht den Mut zur Veränderung hat. Der Wunsch, die Beziehung weiterhin aufrechtzuerhalten, ist zwar nicht mehr da, aber aufgrund von Gewohnheiten oder aufgrund der Anhaftung an eine alte Tradition ist man nicht in der Lage, die Beziehung zu beenden.

Frage: Sind die Beziehungen, die von der „Ich-Ebene" aus geschlossen werden, nicht grundsätzlich karmisch bedingt?

RB: Bindungen „nach außen" sind immer karmisch. Das „Ich" sucht sich noch im „Du". Es geht nicht um eine karmi-

Beziehungen und ihre Auswirkungen auf die Gesundheit

sche Beziehung, es geht um ein selbst gewähltes karmisches Leben, um zu helfen. Menschen inkarnieren, um weiter zu wachsen, aber gleichzeitig können sie auch mit dem Wunsch inkarnieren, in diesem Leben für andere da zu sein. Ein Leben ist nur eine Sekunde in der Ewigkeit. Man baut viele Leben lang etwas auf, und es kommt immer wieder. Keine Bindung löst sich, bis man sie nicht selbst gelöst hat. Es ist wie in der Schule – man kann nicht von der ersten Klasse in die zweite versetzt werden, wenn man nicht begriffen hat, was zu lernen ist. Die nächste Stufe kommt erst, wenn man die vorhergehende gemeistert hat. So geschieht es auch in der ganzen Schöpfung. Wenn man den Lernstoff erfasst hat, löst sich die Aufgabe nahezu von selbst.

Frage: Was bedeutet es eigentlich wirklich, „in Liebe zu leben"? Man hört das von allen Seiten, jeder sehnt sich danach. Aber was bedeutet es aus geistiger Sicht?

RB: Unsere Zellen wären reine Liebe, gäbe es da nicht die Verspannungen und Belastungen aus der Vergangenheit. In den Zellen ist die Erinnerung aus der Vergangenheit gespeichert, und bei jeder neuen Erfahrung kann sich diese Erinnerung zeigen. Man kann nur dankbar dafür sein, denn so kann man die Zellen von alten Erinnerungen befreien.

Wenn zum Beispiel ein Partner wütend ist, fragt sich sein Gegenüber: „Wie kann er nur so wütend auf mich sein, wenn ich ihn so liebe. Ich habe doch gar nichts Schlimmes gemacht…" Aber da war wahrscheinlich eine alte Erinnerung. Die ist damit befreit, genau aufgrund der Unannehmlichkeiten. Es geht mit allem so – auch mit Krankheiten. Es steht eine intelligente Sprache dahinter, und wenn man sie versteht, ist sie eine unendlich weise göttliche Lehre. Die Menschen lernen erst jetzt diese Sprache zu verstehen. Die absolute Intelligenz kennt nur die Liebe und nichts anderes. Alles ist Liebe. Liebe zeigt sich dort, wo das Denken aufhört und das Sein aufblüht – wenn wir nicht denken, sondern einfach nur sind.

Frage: Wenn man durch einen gesellschaftlichen Alltag versucht zu verstehen, ist es unheimlich schwierig. Wie kann man zum Beispiel Eltern, die ihr Kind bei einem Amok-Lauf in der Schule verloren haben, erklären, dass auch dahinter Liebe wirkt, die sich nur anders zeigt. Was hat dieses dramatische Geschehen mit Liebe zu tun? Da wird doch jeder mitfühlende Mensch erst einmal zögern, so etwas zu sagen, ohne einen längeren Exkurs über Reinkarnation und Karma zu halten?

Beziehungen und ihre Auswirkungen auf die Gesundheit

RB: Das ganze Leben trägt das Absolute in sich. Die ganze Kreativität, welche die Schöpfung allerdings unterschiedlich wahrnimmt. Das reicht bis zum Dunkelsten. Ich kann nur aus meiner Bewusstseinsebene das Leben betrachten. Da ist noch lange nicht alles Wissen vorhanden, aber doch schon sehr viel Erkennen. Ich erwarte aber nicht von anderen, dass sie etwas tun, sondern ich achte darauf, dass ich in einem wachen Bewusstseinszustand bleibe. Ich bin in der Liebe, und ich erwarte nicht, dass das LEBEN anders sein soll.

Frage: Es gibt keine andere Möglichkeit, als das sogenannte „Liebesfeld" zu stärken. Von der einen Seite kommen Hass und Aggressivität, die auch ausgelebt werden, von der anderen Seite kommen gleichzeitig die Bemühungen zu verstehen.

RB: Wenn man bei sich bleibt, kann man alles ändern. Durch das Bewusstsein kann man alles ändern, weil es nur das Bewusstsein gibt.

Auch die Beteiligten bei einem Amok-Lauf sind nicht 'zufällig' Teil des Geschehens. In ALLEM, was auf Erden geschieht, wirkt das, was ich „Magnetkraft" nenne. Täter und Opfer werden nach einem unendlich weisen Gesetz zueinander gezogen. Manchmal mögen die Bande aus der Vergangenheit so verschlungen sein, dass sie nicht sofort entschlüsselt werden können. Aber sie existieren! Ein weiser Autor hat in diesem Zusammenhang einmal von einem „kosmischen Spinnennetz" gesprochen, das gleichsam unendliche Verbindungslinien aufweist.

Frage: Liebe kann man nicht haben wollen. Der Liebe kann man nicht befehlen. Es geht einfach nicht, „lieben zu wollen". Wie kann man trotzdem in den Zustand der Liebe kommen? Wie kann man in der Liebe sein?

RB: Es ist ein Weg! Liebe kann man nicht WOLLEN, wie Du gerade richtig gesagt hast, da sie ein Zustand ist. Den Weg kann man aber wollen. Wenn man etwas verändern will, kann man das WOLLEN und sich gleichzeitig noch dabei helfen. Man geht dann einen Weg. Da zu sein, ist schon der Zustand, welchen man nicht wollen kann. Es geht um diesen Weg!

Das Leben weist keinen einzigen Fehler auf: Es ist vollkommen. Nur das „Nicht-Wissen" sieht diese Vollkommenheit nicht und macht deswegen nur „halbe Sachen" oder möchte vor Schwierigkeiten davonlaufen. Das Wissen will alles erleben, für das Wissen gibt keinen Fehler, weil es von allem lernen kann. Das führt dazu, dass man keine Wertung mehr für das Leben benötigt, dass man ein Geschehen nicht mehr bewertet.

Wenn man mit jeder Zelle begriffen hat, dass das Leben reine Liebe ist, löst das die Wertung auf. Dann ist alles nur ein Seins-Zustand.

Frage: Wo Wertung ist, ist keine Liebe?

RB: Wo Wertung ist, ist einfach noch die Bindung an das „Nicht-Wissen". Der Mensch entwickelt sich, lernt zu handeln, ohne zu werten und zu vergleichen. Aus dem Impuls heraus, welcher keine Vergangenheit und keine Zukunft hat. Es ist ein Impuls aus dem Moment heraus.

Frage: Wenn man das „von oben" betrachtet, macht es alles Sinn. Trotzdem stößt man im wirklichen Leben oft auf Hass, Neid und Eifersucht, obwohl die Suche nach der Liebe immer das treibende Motiv ist.

RB: Ja, weil die Menschen überleben wollen. Sie erfüllen das Überlebensgesetz, und das ist auch richtig so. Man will wissen und macht alles mit sich selbst aus. Wenn man eifersüchtig ist, dann wird man eifersüchtig sein. Wenn man aus Eifersucht jemanden umbringen will, wird man ihn umbringen – zumindest in Gedanken.
Jeder Mensch wird allmählich verantwortungsbewusster.

Je bewusster die Menschen werden, umso weniger handeln sie aus Hass oder Eifersucht in der Außenwelt.

Frage: In Deinen Seminaren lernt man den Satz „Ich liebe mich" als einen zentralen Satz, um sich der Liebe und dem Wissen von Grund auf zu öffnen.

RB: Alles, was man innerlich hat, strahlt man auch nach außen. Wenn man die äußere Welt durch die Liebe zu sich selbst, durch den Satz „Ich liebe mich" betrachtet, dann merkt man schnell, dass man nicht bewertet. Aus der Liebe zu sich selbst bewertet man nicht. Wenn man von Herzen richtig zuhört und dadurch die geistige Sprache versteht – dann entsteht aus diesem Zustand heraus Heilung. Aus diesem Zustand kann man auch den Anderen betrachten, obwohl er andere Bindungen und Strukturen hat. Die Liebe ist die Siegerin. Dann gibt es auch kein falsches Mitgefühl und keine Rollenspiele mehr: Man ist, wie man ist – es gibt nur die Liebe und das Wissen.

„Ich liebe mich" – ist ein kleiner Zauberspruch. Es bedeutet, dass man immer geliebt ist. Das Herz zeigt, wo man noch ein Manko hat. Dieser kleine Zauberspruch kann eine so große Wende im Leben bedeuten. Man braucht nicht anders zu sein, als man wirklich ist. Die göttliche Liebe sprudelt überall, wir nutzen sie nur so wenig.

Es gibt in jedem Menschen bestimmte Teile, in denen innere Liebe noch nicht fließt. Es sind Ängste, Schwächen, Unsicherheiten oder verborgene Schmerzen. Es ist gut, diese Teile einfach anzunehmen und sich immer wieder einmal zu sagen: „Ich liebe mich." Dann existiert kein Gegenpol, weil alles auf dieser Liebe beruht.

Die Liebe ist der Ursprung allen Lebens. Die Liebe erschafft alles Leben: Jeder darf so sein, wie er ist. Auch wenn die Wolken kommen, sie gehören dazu, doch dahinter wirkt die Liebe.

Frage: Momentan zeigt sich in der Gesellschaft ein neuer Trend: An erster Stelle an sich zu denken, es sich gut gehen zu lassen, das Leben zu genießen und seinen eigenen Wünschen Priorität zu geben. Die Tendenz geht jetzt ganz eindeutig dahin, zum Ausdruck zu bringen, wer man wirklich ist. Anders ausgedrückt: Man will um jeden Preis authentisch sein. Das alles bedeutet aber viel mehr, als nur seine eigenen inneren Bedürfnisse zu befriedigen.

RB: Menschen spielen immer noch ihre schon mehrfach angesprochenen Rollenspiele, in welchen sie das Wissen und die Liebe suchen. Dabei gibt es immer die Chance, zu verstehen oder etwas Neues zu lernen. Wenn man diese Chance annimmt und begreift, was das Spiel sagen will, dann kommt mehr Liebe ins Leben. Statt eine Rolle zu spielen, gestaltet man dann das Leben.

Was jedoch kommt danach, wenn man verstanden hat, dass das Leben Liebe ist? Dann spielt man das Spiel der Liebe. Die Regeln sind dann nicht mehr: „Ich möchte – ich bekomme." Es gibt dann nur: „Ich liebe mich." Das ist ein Zustand – ein Zustand der Liebe. Das Gehirn ist zwar schon in der Lage, das zu verstehen, aber ein Gegenpol im Menschen versucht zu vermitteln, dass dieser Zustand doch nicht erreichbar ist. Der Mensch hat so lange das alte Spiel gespielt, und jetzt ist es schwer für ihn, in dem Zustand „Ich liebe mich" zu verweilen. Das Herz baut die Brücke zwischen „spielen" und „gestalten", zwischen „Licht" und „Schatten", zwischen „möchten" und „lieben".

Frage: Bindungen im Leben sind wichtig, weil diese immer die Möglichkeit bieten, innerlich weiter zu wachsen und sich zu entwickeln. Aus dieser Sicht kann man eigentlich auch niemals wirklich sagen, wir seien in einer „falschen" Beziehung.

RB: Man bindet sich im Leben, weil man etwas wissen will. Es ist wichtig, zu schauen und zu beobachten, wo man sich im Leben stark bindet, warum man noch an bestimmten Bindungen hängt – das alles gilt es zu beobachten und anzunehmen. Erst wenn man weiß, warum man sich bindet, kann man die Bindung verändern. Es ist kein Fehler, denn das Leben besteht aus Bindungen; und auch durch eine „falsche" Bindung erhält man wieder eine Chance zu erkennen, wo man ein Manko an Wissen und Liebe aufweist. Das Erkennen bedeutet zumeist schon die Wandlung.

Das „Nicht-Wissen" bremst immer. Es sind zum Beispiel die Schuldgefühle, das Verlangen nach Perfektion oder auch das Wollen, der gewollte Wille, die eine Veränderung hemmen. Liebe und Dankbarkeit hingegen lassen das Leben fließen.

Aus „Nicht-Wissen" und „Wissen" entsteht Handlung. Jeder handelt so gut, wie er es in dem betreffenden Moment gerade kann. Er handelt so, wie er gerade fähig ist – und macht daher das Beste aus jedem Moment. Der Mensch wächst zum vollen Wissen heran und wird dann bereit, alles zu wissen.

Es ist allerdings unverzichtbar, sich selber zu beobachten und sich während des Handelns zu fragen: „Bin ich schon in der Liebe oder stecke ich noch im Ego fest?" Es ist eine perfekte Übung, um im Fluss mit der Schöpfung zu bleiben.

Frage: Das Wissen erlaubt dem Menschen, sich von alten Mustern zu befreien und seine innere Freiheit zu leben. Es ist einfach faszinierend, welches Potenzial im Bewusstsein liegt.

RB: Mensch zu sein, bedeutet, zum Nichts in sich zurückzukehren und die Liebe in jedem Rollen-Spiel zu erkennen. Es macht auch Spaß zu erkennen, wo man noch glaubt, etwas zu „brauchen", wo man noch ein Manko verspürt. Dieses Erkennen des Mankos an Wissen und Liebe in sich ermöglicht es, geheilt zu werden. Es ist wie bei der Reparatur eines Autos. Einem guten Mechaniker macht es großen Spaß, sein Auto zu reparieren, zu schauen, wo noch ein Problem ist, wo er noch etwas verbessern und in Ordnung bringen kann.

Das „Nicht-Wissen" als Gegenpol zum „Wissen" bildet eine vollkommene Ganzheit. Der Mensch wächst dadurch; und so offenbart sich auch der Sinn seines Daseins und seines Lebens, weil er zum Ursprung des Lebens zurückkehrt.

Das Erkennen geschieht im Jetzt. Wenn man bereit ist, alles zu wissen, sich von allem Alten zu reinigen, um frei zu werden, findet man innere Ruhe. In dieser tiefen Ruhe findet sich die höchste Lebenskraft. Bald wird der Mensch seine Geist-Form leben, seine freie Form, die nur Liebe kennt. Das Überleben ist nicht mehr wichtig, deswegen wird sich der Mensch auch nicht mehr an die materielle Form binden. So ist er frei von Leid und wird immer intensiver die Liebe fühlen und leben.

Sich an das Wissen zu binden, bedeutet, zu wachsen und frei zu werden.

Beziehungen und ihre Auswirkungen auf die Gesundheit

Frage: Der Mensch entwickelt sich aufgrund der Evolution zu seiner feinstofflichen Form. Durch das Wissen entwickelt er auch sein Potenzial an Liebe. Anscheinend macht die Menschheit jetzt die ersten Schritte dazu, um in Liebe zu leben. Was beinhaltet das? Wie kann man sich das vorstellen?

RB: Alles ist Evolution. Aus der Stufe der Pflanze entwickelt sich das Tier, vom Tier geht es zum Menschen und der Mensch entwickelt sich zu seiner feinstofflichen Gestalt, welche die Form eines Engels hat. Der Körper verfeinert sich. Der Mensch erreicht eine Ebene, auf der die Liebe zu Hause ist und alle Ebenen, selbst die dichtesten, durchstrahlt. Es ist alles möglich hier auf der Erde.

Man kann schon eine Ahnung davon bekommen, wie die Engel-Form des Menschen auf sein Potenzial an Liebe wirken wird. Schon jetzt benutzt man die Homöopathie, die auf einer subtilen, feinstofflichen Ebene wirkt. Und in diese Ebene wächst der Mensch hinein. Es verfeinert sich alles, es ist eine ganz normale, natürliche Entwicklung. Trotzdem gehört der Mensch zur Erde, er entwickelt nur seine Engel-Form. Ein Engel hat die Freiheit des kosmischen Bewusstseins. Der Mensch wird noch durch die Magnetkraft der Erde gebunden, sein Leben richtet sich nach der Bewegung der Erde. Ein Engel ist frei. Er hat zwar eine menschenähnliche Gestalt, aber er bewegt sich kosmisch. Der Weg führt von der Freiheit hin zur Feinstofflichkeit.

7

Praktische Fragen zum Alltag

„Aus der Neugier wird einmal Wissen."

– RENÉE BONANOMI –

Die nachfolgenden Fragen wurden Renée Bonanomi anlässlich ihrer wöchentlichen Meditationstreffen oder während ihrer Seminare gestellt. Sie behandeln verschiedene Situationen des Alltagslebens. Da diese den Lesern in vielerlei Hinsicht vertraut sein dürften, wurden Sie in diesem Kapitel mit aufgenommen, um als Inspiration zur Bewältigung des „normalen" Lebens zu dienen.

Frage: In Deinem ersten Buch sagst Du, das Leben bringe uns niemals in Kontakt mit etwas, das falsch sei. Ist das LEBEN also intelligenter als die menschliche Dummheit?

RB: Es gibt keine menschliche Dummheit, es gibt nur die Intelligenz, welche die Menschen ins „Nicht-Wissen" führt. Das Leben ist „Nicht-Wissen", und es ist die Aufgabe für jeden, das zu erkennen und sich weiterzuentwickeln in Richtung auf das WISSEN. Von einer höheren Perspektive aus betrachtet, erkennt man, dass es keine Fehler oder keine Dummheit im tieferen Sinne gibt, sondern ausschließlich die Intelligenz.

Frage: Warum ist das wahre ICH durch das Ego eingeschränkt?

RB: Weil das Leben so aufgebaut ist! Der Mensch will Vielfältigkeit und Verschiedenheit. Der Mensch will Vielfalt für seine Sinne, das ist das Leben.

Frage: Darf man überhaupt egoistisch reagieren, wenn man auf dem geistigen Weg ist? Es passiert doch häufig, dass man egoistisch reagiert, und erst danach wird es einem bewusst. Aber erst später, nach der Handlung.

RB: Das Ego ist das „Nicht-Wissen". Das Ego ist gebunden an das Leben. Das ist auch gut so. Der Weg jedoch führt vom Ego zum Erkennen. Man kann diesen Weg auch mithilfe des Bildes der menschlichen Wirbelsäule erklären. Im unteren Bereich, an der Lendenwirbelsäule, gibt es nur das Erkennen durch ein Du. Im mittleren Bereich erkennt man sich selbst. Man entdeckt die Liebe zu sich, man lebt sich und sein wahres Potenzial. Wenn man erkennt, dass sowohl das Du als auch das Ich frei von Ego sind, dann existieren nur das Wissen und die Liebe. Und es ist ein Weg! Das Ego ist letztlich genauso wichtig wie das Ich!

Es ist vollkommen richtig, das Ego auszuleben. Dabei sollte man sich jedoch korrigieren können. Man sollte genau hinschauen, welche Rolle – Opfer oder Täter – man gerade spielt. Wenn man massiv die Rolle des Opfers übernimmt, sollte man schon beachten, dass man noch stark mit dem Ego verbunden ist, welches überleben will. Das sollte man korrigieren, weil sich zum Beispiel ein starkes Opfer immer einen Täter sucht und umgekehrt. Wenn man in der Täter-Rolle ist, braucht das Ego ein Opfer, um diese Rolle auszuüben. Das „Nicht-Wissen" sucht deswegen immer eine Begrenzung zum Überleben, diese Begrenzung kann auch die Form eines juristisch-staatlichen Gesetzes einnehmen. Eine Folge dieser Begrenzung – wenn noch eine weitere benötigt wird – kann ein Gefängnisaufenthalt sein.

Frage: Das „Nicht-Wissen", das Ego, ist ständig mit Bewertung beschäftigt. Diese Bewertung ist auch nützlich zum

Überleben, man sollte schon entscheiden, welche Schuhe besser sind, um im Schnee zu laufen, in welchem Hotel man übernachtet, wenn man unterwegs ist, welches Essen und in welchem Laden man einkaufen will. Man muss bestimmte Entscheidungen treffen, durch die sich das Bewerten als nützlich erweisen kann.

RB: Es ist keine Bewertung, es ist einfach „Nicht-Wissen". Jeder macht das Beste aus seinem „Nicht-Wissen". Das Leben spielt mit seinen Gegenpolen, und es ist nichts besser oder schlechter. Es IST einfach – ohne etwas dazu zu sagen.

Es ist wichtig, sich selbst zu finden. Wie oft spielt man Spielchen und merkt später selber, dass diese nichts mit dem wahren „Ich bin" zu tun hatten. Es war nur wieder ein Spielchen. Auf sich selbst zu hören, auf die eigenen Begabungen zu horchen, dem eigenen Wesen zuzuhören, so kann man Liebe empfinden. Es macht glücklich, wenn man das lebt, was man wirklich ist!

Ein anderes Beispiel für das „Nicht-Wissen" sind Diktatoren. Diese leben ihr „Nicht-Wissen" voll aus, binden sich an viel Unwissenheit und demonstrieren sie. Sie finden Resonanz mit anderen, mit den Massen, und so verbreitet sich das „Nicht-Wissen". Diktatoren sammeln Massen-Bewusstsein und führen es aus. Es hat keinen Sinn, das zu bewerten. Es ist ein Fakt! Das trägt noch viel Unwissenheit in sich; es ist ein Gegenpol zum Wissen. Die Magnetkraft der Diktatoren sammelt jeden Gedanken – und die Masse führt ihn aus. Das Wissen ist nie an Massen-Denken gebunden.

Frage: Ist das Nicht-Wissen immer nach außen gebunden?

RB: Ja. Aber die Zeit ändert sich. Die Menschen sind mehr und mehr mit der Zeit des Aufwachens verbunden.

Frage: Kann man die negativen Einflüsse von außen eliminieren, wenn man in der eigenen Mitte bleibt, mit sich verbunden, in sich verankert?

RB: Es geht automatisch. Wenn man in der inneren Mitte, im Gleichgewicht, ist, zieht man das nicht an. Je bewusster die Menschen werden, umso besser können einen die eigenen Magnetkräfte lenken, vom „Du" zum „Ich" und schließlich zur Ganzheit. Das geht aber nur, wenn man bewusst ist und bewusst damit umgehen kann! Ansonsten fließt die Magnetkraft automatisch zu der Stelle, an der man etwas zu lernen hat.

Man kann sich auch bewusst schützen. Wenn man weiß, dass einen etwas Schweres und Negatives erwartet, dann kann man sich mit der Liebe schützen und sich selber sagen: „Ich liebe mich." Es ist wichtig, die Energie zu sich zu lenken.

Frage: Wenn man in einem Problem steckt, an dem man wirklich innerlich zu arbeiten versucht, kommt es manchmal zu einer ungewöhnlichen Situation: In einer bestimmten Phase entdeckt man Angst, die wie eine Sperre wirkt. Auf der einen Seite spürt man in sich die Bereitschaft zu verstehen, auf der anderen Seite spürt man aber auch diese Angst. Man identifiziert sich mit dieser Angst nicht, trotzdem ist sie da. Man stellt sich zwar die Frage: „Wie weit habe ich mich von der Liebe entfernt? Wo ist die Liebe?", aber die Sperre durch die Angst überdauert jeden Versuch zu verstehen.

RB: Man hat irgendwo in der Vergangenheit etwas bewirkt, wodurch diese Angst in Verbindung mit der aktuellen Situation ausgelöst wurde. Das Bewusstsein braucht keine Liebe, weil es Liebe ist. Alles „Nicht-Wissen" – und dazu gehören Angst, Eifersucht und Schmerz – braucht die Liebe. Es ist sehr wichtig, ehrlich zu sich zu sein und Angst, Eifersucht oder Schmerz anzunehmen. Man sollte sich ehrlich sagen: „Ich habe Angst", „Ich bin eifersüchtig" oder „Ich fühle Schmerz". Es ist dann an der Zeit, diese negativen Gefühle anzunehmen und sie zu lieben, weil sie immer ein Zustand von „Nicht-Wissen" sind.

Man kann alle Gegebenheiten in sich lieben. Angst darf sich zeigen, man darf sie annehmen, so ergibt sich die Möglichkeit, alles viel leichter zu lösen. Dann bekommt man auch die Antwort darauf, warum die Angst noch da ist, und man kann damit umgehen, weil diese Antwort von innen kommt. Es ist wichtig, die Angst nicht wegzustoßen, sondern sie *anzunehmen*. Dann geht alles schneller. Sich nicht zu begrenzen, sich Zeit zu geben, ist auch wichtig. Jeder hat das Recht zur Unwissenheit und das sogar so lange, wie es für die Situation notwendig ist. Das ist ein wichtiger Aspekt der Entwicklung. Durch das „Ich bin", „Ich nehme meine Angst wahr", „Ich gebe der Angst so viel Zeit, wie sie benötigt" vollzieht sich die Entwicklung viel schneller. So führt der Weg zurück zum Wissen. Sobald man sich vorstellt, dass bis zum nächsten Tag alles gelöst sein soll, verliert man sich und baut wieder eine Sperre in sich auf.

    Wenn ein liebevoller Raum in einem vorhanden ist, dann wächst das Vertrauen. Der Prozess verläuft leichter, und man kann leichter bestimmte Erlebnisse erfassen.

Frage: Ist die Liebe oder die Zauberformel „Ich liebe mich" ein Beschleuniger?

RB: Ja, natürlich!
Alles Leben ist ein Defizit an Liebe. Das Leben ist ein Manko, nicht in der Liebe zu sein. Jedes Leben ist der Aufbau für All-Liebe.

Frage: Man soll die Gegenpole in sich annehmen. Wie kommen dann Freiheit und Sicherheit zusammen?

RB: Für sich einzustehen, ist eine hundertprozentige Sicherheit und gleichzeitig auch eine hundertprozentige Freiheit. Dazwischen liegen natürlich viele Wachstumsstufen. Der Mensch wächst mit jeder Stufe zur absoluten Freiheit. Diese Freiheit trägt keinen Druck oder Zwang in sich. Es ist die absolute Freiheit und die absolute Sicherheit, da man alles Unsichere hinter sich gelassen hat. Dann ist man auch in der Liebe.

Frage: Sicherheit in sich zu finden, bedeutet, vollkommen für sich zu stehen, authentisch zu sein. „Authentizität", „authentisch zu leben", das sind heutzutage beliebte Ausdrücke.

RB: Wenn man in der Liebe ist, dann begegnet man durch die Intuition der höheren Intelligenz, und das Wissen fließt durch einen hindurch. Man hört in sich selbst hinein und lässt die Intelligenz wählen, was richtig ist.

Wachsen im Bewusstsein ist schwieriger, als in den alltäglichen Gewohnheiten zu verharren. Das bedeutet, das wahre Selbst zu leben und keine Manipulation auszuüben.

Praktische Fragen zum Alltag

Der Mensch ist geprägt durch sein Denken, das Leben sei ein Fehler. Aber es ist so gewollt – aus Wissen und Nicht-Wissen entstehen Gedanke und Handlung. Der Gegenpol gehört immer dazu, damit der Mensch wachsen kann. Einfach so zu sein, wie man ist – mit der Gewissheit, dass man das Beste getan hat.

Es geht darum, zu akzeptieren, was man ist, zu akzeptieren, dass „mein Wesen" anders ist. Anders nicht wegen der anderen, sondern wegen sich selbst. Wenn man akzeptiert, was man ist, bewertet man auch nicht. Man kommt näher zur Liebe und zum Wissen, man begegnet der Einheit, welche einem hilft, von der Vorstellung, wie man sein solle, loszulassen.

Frage: Gibt es irgendwo die Grenze, an der man sehen kann, dass das geistige Wachstum bei einem Menschen nicht vorangeht? Dass ein Mensch nicht mehr geistig wächst und sein Potenzial sich auch nicht weiterentwickelt?

RB: Das kann man nicht bewerten! Solange der Mensch im „Nicht-Wissen" lebt, sollte er achtsam sein. Das „Nicht-Wissen" braucht die Grenze, benötigt zum Beispiel Staat, Polizei, Struktur, Normen und so weiter. Die Magnetkraft des Nicht-Wissenden zieht verschiedene Geschehnisse an, deswegen sind auch Grenzen notwendig. Wenn man jedoch weiß, dass man genauso einen „Dieb" wie einen „Heiligen" in sich trägt, hat die Anziehungskraft eine andere Qualität. Man zieht nur das an, was für das eigene Wachstum wichtig ist.

Frage: Warum ist das Suchen nach dem Ich und nach der Liebe immer mit Leid verbunden?

RB: Der Mensch hat vergessen, dass die Liebe in ihm ruht, deswegen sucht er sie in der Außenwelt, mit der Erwartung, dass sie sich ihm so zeigt, wie er sie sich vorstellt.

Das Äußere spiegelt, was im Inneren vorhanden ist. Warum leidet man dann? Weil man leer ist. Man versucht, die innere Leere von außen zu füllen – und verkrampft sich dabei. Da man sich selbst nicht mehr „besitzt", will man unbedingt den Anderen, ein „Du", besitzen. Es ist eine absolute Verkrampfung! Man sucht die Liebe, aber verkrampft sich, polt sich einseitig und merkt nicht, dass die Liebe in allem ist. Sie ist überall, wo immer man hinschaut. Sie ist natürlich auch im Alltag.

Weil die Menschen sich verkrampfen, sich einseitig fixieren, schmerzt die Suche nach der Liebe.

◉ **Praktische Fragen zum Alltag**

Frage: Die Verkrampfungen sind aber oft sehr stark. Viele merken es gar nicht und halten sie für richtig.

RB: Man kann die Magnetkraft umpolen. Eine Verkrampfung liegt darin, dass man aus dem Eigenwillen lebt, dass man den Anderen nach der eigenen Vorstellung formen will. Die Magnetkraft umzupolen, bedeutet nunmehr, zu sagen: „Ich suche mich, ich suche die Liebe zu mir." Sie umzupolen, bedeutet nicht, der Magnetkraft befehlen zu können. Das Umpolen funktioniert ausschließlich durch die Liebe.

Frage: Kann ein Mensch, der zum Beispiel in der Kindheit viel emotionalen Schmerz erlebt hat – Missbrauch, Gewalt durch den Vater, Erniedrigung durch einen Lehrer in der Schule – irgendwann wirklich ganz geheilt sein?

RB: Man kann nie missbraucht werden, wenn man früher nicht selbst missbraucht hat. Das Leben stellt einem immer einen Spiegel auf, in dem alle Handlungen gespeichert sind. Alle Handlungen, die man selbst ausgeübt hat, kommen zu einem zurück. Das Leben ist das Spiel mit dem Selbst. Der Andere reagiert immer auf die Magnetkraft, welche man ausstrahlt. Jeder Mensch muss seine eigenen Erfahrungen sammeln – der eine diese, der andere jene. Der Mensch spielt immer mit, weil er die Erfahrungen für seine Entwicklung benötigt. In diesem Spiel gibt es kein „Du", es gibt nur ein „Ich"! Das Ego weiß das nicht, und deshalb wendet es seine ganze Kraft nach außen und erwartet, dass es dort Veränderungen auslösen kann. Die Zeit ist natürlich begrenzt, daher entscheidet man sich, eine Therapie zu machen, um alle Schmerzen zu heilen. Aber wirklich heilen kann man das nur durch SELBSTERKENNTNIS. Man hat in der Vergangenheit gehandelt und sollte sich diese Handlungen aus der gegenwärtigen Sicht anschauen. Dann erkennt man, dass man genauso Opfer wie auch Täter war. Die Schöpfung vereint das alles.

Es ist unverzichtbar für jeden, sich immer wieder zu fragen, warum etwas im jetzigen Leben geschehen ist. Nur so bekommt man die Antworten. Es ist zwar kein „Muss", dies zu tun, aber auch aus purer Neugier wird irgendwann Wissen.

Frage: Viele Opfer denken, wenn sie sich „gut verhalten", beispielsweise etwas Gutes im Leben schaffen, wird Gott sie für alles, was sie erlebt haben, loben. Wenn es nicht so kommt, sind diese Menschen enttäuscht und fühlen sich wie von Gott verlassen.

RB: Jeder Mensch trägt ein Bild von Gott in sich. Jeder Mensch hat Aspekte von Gott in sich, aber auch vom Teufel.

So trägt jeder automatisch auch eine Trennung in sich. Der Mensch fühlt sich getrennt, empfindet eine Trennung in sich, obwohl er sich nach der Einheit sehnt. Ein Funke des Lichtes wirkt in jedem, dieser Funke wird nicht dunkler. Es ist dieser Funke, welcher den Mensch zur Neugier treibt. Der Mensch sucht Erfahrungen, weil er das Leben kennenlernen will. So erschafft er seine Wünsche, doch die gehen nicht in Erfüllung, weil der Mensch es will, sondern weil er Erfahrungen erhält, um sich weiterzuentwickeln. Der Wunsch ist wichtig, weil dadurch eine Erfahrung entsteht. Auch die großen Wünsche kann man in kleinen Schritten erfahren. Manchmal geht der Wunsch später oder anders in Erfüllung, als man es wollte. Es können kleine Hindernisse dazukommen – Ängste oder Zweifel. Aber auch das ist eine Erfahrung. Das Leben bedeutet immer Fülle und Vollkommenheit.

Manchmal zweifelt man auch und denkt, dass es keinen Sinn hat, oder man hinterfragt die Steine, die einem in den Weg gelegt wurden. Aber es liegt hinter allem ein Sinn! Und in diesem Moment des Hinterfragens sollte man umdenken. Gott legt einem nie einen Stein sinnlos in den Weg, sondern er platziert ihn deshalb, damit man eine Lösung finden kann. Jeder Mensch trägt das Göttliche in sich, jeder trägt den Funke des Lichtes in sich. Die Intelligenz in jedem weiß, dass alles einen Sinn hat. Im Moment des Erkennens kann der Mensch loslassen und sich der Liebe öffnen. Dann erlebt er eine wahre Veränderung.

Jedes Spiel beginnt im Inneren des Menschen, da er noch die Teile in sich trägt, welche noch nicht geheilt und gereinigt sind. Jeder zieht die Situationen an, in denen er diese Teile reinigen kann – mithilfe der durchlebten Erfahrungen. Es ist immer eine Chance.

Frage: Wie kann man entscheiden, ob ein Wunsch der Intuition entspringt oder aus dem Ego kommt?

RB: Die Antwort lautet ganz einfach: Üben, üben, üben. Intuition bedarf der Schulung. Der erste Schritt beginnt mit achtsamer Beobachtung dessen, was Verstand und Gefühl uns sagen.

Das Leben besteht aus Wunsch und Erfüllung, aus „Wissen" und „Nicht-Wissen". Es ist gut, einen Wunsch zu haben, aber man muss ihn dann loslassen. Sobald man den Wunsch bindet, sucht man einmal hier und einmal da, man denkt ständig nach, ist verzweifelt. Was nicht verstanden wird, wird gleichzeitig sofort beurteilt.

Die Intuition stellt nie Erwartungen. Wenn man keine Erwartungen hegt, befindet man sich im Vakuum, und aus diesem entspringt die größte Kraft. In der Intuition kann man geschehen lassen.

◉ **Praktische Fragen zum Alltag**

Frage: Wie kann man auf geistiger Ebene zum Beispiel die klassischen Kopfschmerzen behandeln?

RB: Jeder Mensch hat verschiedene Bindungen auf verschiedenen Ebenen und in verschiedenen Schwingungen. Durch Bewusstsein, innere Ruhe und das Dasein des Heilers kann sich die Schwingung im Klienten verändern. Dadurch, dass die Schwingung des Heilers stärker ist als die Schwingung des Leidenden, wirkt diese auf die Verspannung ein und löst sie auf. So sind auch die klassischen Kopfschmerzen lösbar.

Das Bewusstsein verändert die Schwingung, und dadurch kann sich eine neue Bindung in einer neuen Schwingung entfalten. Das Bewusstsein kann in einem Moment eine Grundschwingung verändern. Falls die Schwingung jedoch nicht an der Stelle des Schmerzes ist, kann man jeden Tag mit kleinen Übungen daran arbeiten, die Schwingung zu heben. Manchmal geschieht die Heilung langsamer, da der Mensch längere Zeit für seine Heilung benötigt.

Frage: Wie kann man mit einer seelischen Verletzung umgehen?

RB: An erster Stelle sollte man sich im Klaren darüber sein, dass man nur sich selber verletzen kann! Wichtig ist es, sich zuerst zu fragen, warum man sich verletzt hat. Das Nicht-Wissen sagt natürlich immer: „Du hast mich verletzt. Du bist schuld, dass ich jetzt verletzt bin!" Wenn man aber anerkennt, dass man gleichzeitig Opfer und Täter ist, weil man es zugelassen hat, hört das Spiel endlich auf. Man kann dann Situationen und Verletzungen verstehen und sich dem Wissen öffnen.

Frage: Was ist eine Schizophrenie?

RB: Menschen, die unter Schizophrenie leiden, haben einen starken Lichtkanal, der sehr offen ist; aber Licht trägt auch viel Schatten. Diese Menschen können die Schatten nicht bearbeiten und sind nicht in der Lage, Licht und Dunkelheit zusammenzubringen.

Frage: Was sind Ängste aus geistiger Sicht?

RB: Ängste sind eine Speicherung im Gehirn, welche man noch nicht verarbeitet hat. Ängste kommen aus dem Nicht-Wissen, entspringen früheren Erfahrungen, wo es für die Menschen ums Überleben ging. Der Mensch schleppt die Ängste oft mit sich herum, kämpft, um so lange zu überleben, bis er die Ängste verarbeitet hat.

Dass der Mensch einen physischen Körper hat, hängt von seinem Bewusstsein ab. Es gibt ausschließlich Bewusstsein, keinen Körper. Ein Körper formt sich zum Tierkörper, weil ein bestimmtes Bewusstsein einen Tierkörper entstehen lässt, genauso lässt ein bestimmtes Bewusstsein den Körper einer Pflanze entstehen oder den Körper eines Menschen. Am Ursprung steht nicht der Körper, sondern das Bewusstsein! Jetzt geht der Mensch den Weg zurück zum Bewusstsein. Er wird immer freier von der Form, welche er angenommen hat, und er wird immer mehr Bewusstsein entwickeln. Das ist der Ursprung. In diesem Ursprung gibt es keine Ängste.

Aus Sicht der Entwicklung hat es keinen Sinn zu sagen: „Ich bin reines Bewusstsein." Stattdessen ist es sinnvoll zu sagen: „Ich lebe den heutigen Tag!" Alles andere ist Flucht. Deswegen ist es wichtig, die Ängste anzunehmen, denn sie tragen auch den positiven Gegenpol in sich.

Wie lange man benötigt, um etwas zu verändern, hängt von jedem Einzelnen ab. Je mehr Bewusstsein, desto mehr Kraft hat man, etwas zu verändern. Die Erwartungen bremsen den ganzen Veränderungsprozess, weil sie ihren Ursprung im Ego haben.

Frage: Wieso sollte ein Mensch mehrere Leben gelebt haben, wenn sich sowieso alles im Jetzt abspielt und die Vergangenheit weniger eine Rolle spielt?

RB: Es gibt nur den Moment. Je mehr man die Bewegungen ins Jetzt integriert, desto weniger spielt die Vergangenheit eine Rolle. Wenn man die Vergangenheit integriert, aber nicht festhält, dann ist man im Jetzt. Es erfordert aber Zeit, bis sich alles integriert hat und seinen Platz findet.

Man sollte keine Erinnerung speichern, weil damit Erwartung einhergeht. Man nimmt sein Leben und korrigiert jede Bewegung, bis man zum Erkennen kommt. Die Vergangenheit ist ein Teil des Lebens, in der man verschiedene Rollen gespielt hat. Sobald kein Festhalten und keine Erwartungen mehr gegeben sind, lebt man im Jetzt. Man bindet Vergangenheit nur, wenn man nicht verstanden hat.

Frage: Bewusstsein und Verantwortung stellen also gewissermaßen eine Einheit dar?

RB: Jedes Bewusstsein, welches weiter wächst, hat die Verantwortung für andere Bewusstseinsformen, die noch wachsen möchten. Ein wachsendes Bewusstsein trägt die anderen mit, ist automatisch für die anderen da.

Die Menschen haben Verantwortung füreinander. Je mehr man in einem erwachten Bewusstsein verankert ist, desto leichter geht es.

Verantwortung gehört zum Wissen. Das Bewusstsein wächst in der Liebe, und Liebe macht keinen Unterschied

zwischen „Ich" und „Du". Es geht nicht um das eigene Überleben, sondern man übernimmt aus der Liebe heraus die Verantwortung für die anderen. Was aus der Liebe wächst, hat keinen Gegenpol.
Jede Handlung ist eine Handlung in Bezug auf einen selbst. Das ist die größte Verantwortung!

Frage: Die wahre Liebe kennt keine Abhängigkeit. Was ist das eigentlich, die wahre Liebe?

RB: Abhängigkeit ist wahrscheinlich nicht die richtige Bezeichnung. Es geht mehr um die Unabhängigkeit in sich selbst. Jede Abhängigkeit liegt im Selbst, es ist wie ein geschlossenes Atom.
Die wahre Liebe ist eine Engel-Form, die nächste Entwicklungsstufe des Menschen. Es ist keine gebundene Energie, und trotzdem weist sie verschiedene Formen auf. Diese Verschiedenheit existiert aber in Harmonie, ohne irgendeinen Widerstand. Statt Nicht-Verstehen gibt es ausschließlich Verständnis. Eine Einheit in der Mannigfaltigkeit!

8

Fallbeispiele

Frage: Man ertappt sich immer wieder dabei, dass man Erwartungen an den Tag gelegt oder an die Menschen in der eigenen Umgebung gestellt hat. Ich habe vor einiger Zeit an einem Familienfest teilgenommen. Familienfeste sind nichts, worauf ich mich besonders freue, weil es dabei meistens auch zu Konflikt-Situationen kommt. Meine Beziehung zu meiner Mutter ist in letzter Zeit aufgrund der Vergangenheit schwieriger geworden. Vor dem Familienfest habe ich mir vorgenommen, dass ich alle Situationen, in denen Emotionen zwischen uns hochkommen könnten, vermeide. Schon vor dem Fest verspürte ich Anspannungen in mir, welche sich am Ende des Festes noch verstärkten. Es war für mich eine sehr unangenehme Situation, und ich frage mich immer noch, warum alles nicht entspannter und normaler verlaufen kann.

RB: Schon als Du das Wort „Familie" ausgesprochen hast, hast Du Erwartungen daran gestellt. Es sind immer noch Erwartungen an Deine Familie da. Der Weg sollte aber sein, von der Abhängigkeit von der Familie zur Dankbarkeit für die Familie zu kommen. Es ist wichtig, dass Du Dir selber klar sagst, was Dir Deine Mutter gegeben hat, damit Du heute da bist, wo Du bist. Versuche, Dankbarkeit zu finden dafür, dass Du jene Erfahrungen machen konntest, die für Dich wichtig waren. Löse Dich von den Erwartungen an die Familie. Du bist, wie Du bist – und so ist alles in Ordnung. Auch die Familie ist so, wie sie ist. Jeder hat sicherlich sein Bestes gegeben. Versuche einmal, Dich für die Dankbarkeit zu öffnen.

Das stellt natürlich eine totale Wende dar. Man sucht sich selbst, aber man hat das eigene Ich vergessen, deswegen erwartet man von den anderen, dass sie einem das geben, was man vergessen hat. So verläuft das Spiel, und so spielt man die „Opfer-Täter-Rollen", die man eigentlich gar nicht geben möchte. Man will eigentlich nur dem Bild entsprechen, welches die anderen über einen haben, um die verlorene Liebe zu sich selbst wiederzufinden. Was macht man da? Ist man am Suchen oder ist man am Finden? Das ist ein sehr großer Unterschied!

Frage: Warum muss ich aber dann immer diejenige sein, die wartet und Verständnis für alle und alles hat?

RB: Man sucht nur, wenn man etwas verloren hat. So ist das im Leben. Du kannst aber aus einer Suchenden eine Findende machen. Gib diesem Moment des Wartens eine Freude. Alle Deine Sinne möchten jetzt Freude erleben, so gib den Sinnen eine Erfüllung in Form von Freude über Kleinigkeiten. Auch wenn Du im Jetzt Deinen Sinnen nur eine kleine Erfüllung schenkst, bist Du erfüllt.

Der Mensch fixiert sehr gern – und so verkrampft er. Wenn man sich aber eine kleine Erfüllung erlaubt, fühlt man sich sofort besser.

Frage Dich: „Was macht mir jetzt Freude?" Du weinst jetzt. Tut es Dir gut? Schau, wie weich es in Dir ist, wenn Du jetzt weinst. Versuche jetzt einmal zu spüren, dass sich etwas in Dir löst. Du musst nicht weinen, Du darfst es aber. Schaue hin, was sich bei Dir löst.

Fallbeispiel Margarethe

Margarethe: Im Kopf ist mir vieles klar. Im Alltag kann ich jedoch nicht damit umgehen. Der Alltag wirkt wie ein Stolperstein. Ich falle zurück, fühle mich schlecht und weiß oft nicht, wie es weitergehen soll.

Vor einem halben Jahr ist mein Mann gestorben. Wir hatten eine wunderschöne Beziehung, aber dann ist er gegangen. Er hat mir gesagt, dass er auch nach dem Tod bei mir sein würde. Das war wie ein Versprechen für mich. Ich habe ihn in den ersten Tagen sehr vermisst und versucht, mich an seine Worte zu halten und an sein Versprechen zu denken. Ich vermisse ihn ständig. Ich kann im Herzen nicht annehmen, dass er gestorben ist, trotz allem, was ich über den Tod höre oder lese. Es tut einfach weh, dass er weg ist...

RB: Von Anfang an lebt der Mensch in einer Einheit. Dann trennt sich diese Einheit in die Pole männlich und weiblich. Trotz dieser Trennung trägt man eine Vorstellung über die Einheit in sich. Die Magnetkraft geht bei dieser Trennung nach außen, und man lebt entweder die männliche Seite oder die weibliche; die egoistische Seite nach dem Motto „Ich will" oder die Seite des inneren Drucks nach dem Motto „Ich muss". Der Weg führt aber zurück zur Einheit. Man sucht den Weg zu sich durch den Anderen, durch ein Du. Erst trennt man sich von sich selbst, dann sucht man sich durch den Anderen. Es fehlt dabei aber an Vertrauen an die Kraft in sich selbst, um diese Einheit zu leben. Man vergisst schnell, dass alles, was man braucht, in einem vorhanden ist.

Wenn keine Bindung mehr da ist, löst sich das alles. Dann kommt die Zeit, in der man schauen sollte, was man alles in sich trägt. Oft haben die Menschen Angst vor sich selbst und vor der eigenen Stärke. Es ist ihnen lieber, in der Außenwelt jemanden zu haben, der diese Stärke spiegelt.

Wenn jemand stirbt, dann denkt der Hinterbliebene, dass der geliebte Mensch für immer weg sei. Man vermag nicht weiter zu blicken, weil man nur die äußere Seite liebte. Dein Mann hat gesagt, dass er da sei. Ja, sein Körper ist weg, aber die Seele ist da. Binde dich in diesem Moment an etwas Ewiges, an das Seelische. Das Ich ist ewig. Behalte das, was Dir Dein Mann gesagt hat. Binde Dich nicht an das äußere Physische, sondern an diese seelische Liebe, von der er gesprochen hat.

Die Liebe ist immer da. Der Schmerz bindet an Zeit und Raum, nicht jedoch die Liebe. Was bleibt, ist reine Liebe. So lernt man durch den Anderen, was Liebe wahrhaft ist.

Margarethe: Ich kann das mental verstehen, den emotionalen Schmerz empfinde ich jedoch immer noch.

RB: Die Menschen sind in ihrer Entwicklung im Ego gefangen, weil man von der Ewigkeit so wenig weiß. Man hat schon davon gehört, wie man mit dem Tod umgehen soll. Aber man hat keine Erfahrung damit. Wenn man zu sich selbst laut sagt: „Ich bin ewig!", dann bekommt man ein anderes Gefühl.

Jeder hat Erfahrung mit Überleben, Kämpfen und Handeln. Aber nicht jeder hat Erfahrung mit der Ewigkeit. Es ist wie das Schlafengehen. Man geht schlafen und weiß innerlich ganz natürlich, dass man am nächsten Morgen aufwacht und das Leben weitergeht. Der Mensch weiß, was es bedeutet, schlafen zu gehen. Er hat jedoch vergessen, was es bedeutet, dass wieder ein neuer Morgen kommt. So ist es auch mit dem Tod. Man geht schlafen, und der nächste Morgen ist dann eine andere Dimension. Der Mensch hat vergessen, dass er ewig lebt.

Jetzt kann jeder lernen: „Ich bin das Leben." Diese Erkenntnis liegt in jedem verborgen. Wenn Dich der Tod Deines Mannes noch heute schmerzt, ist das in Ordnung. Nimm es einfach an, und irgendwann kommt diese Erkenntnis zu Dir. Du erlebst Dich dann selbst und wirst Dich über Deine Fortschritte freuen.

Nehmen wir zum Vergleich das Kind. Es ist klein, wächst und zweifelt nie daran, dass es irgendwann erwachsen sein wird. Der Prozess geht ganz natürlich vonstatten, und jeder kennt ihn. Also sage Dir: „Ich bin jetzt noch nicht so weit, aber irgendwann werde ich es sein. Ich weiß, dass ich wachse. Ich akzeptiere, dass ich noch nicht erwachsen bin, aber ich weiß, ich wachse. Ich akzeptiere, dass ich noch auf dem Weg bin." Kannst Du es so annehmen?

Margarethe: Während Du davon sprichst, schon. Im Alltag ist das jedoch schwierig. Aber ich werde es versuchen. Ja, ich werde es immer neu ausprobieren.

⊙ Fallbeispiele

RB: Jeder macht Erfahrungen von einer anderen Qualität. Bei manchen geht ein Prozess schneller, bei anderen langsamer. Das ist in Ordnung. Jeder Mensch hat sein eigenes Leben, seinen eigenen Sinn, seine eigene Form. Das muss man nicht ändern, sondern annehmen: „So bin ich!" Akzeptiere es, es ist Dein Weg, wie Du an etwas herangehst. Nur dadurch wächst man. Was uns jedoch alle vereint, ist die Sehnsucht nach demselben Ort – dem Ort der Liebe. Um beides – Deinen eigenen Weg und die Sehnsucht von uns allen – zusammenzubringen, beginne, Dich an Deinem eigenen Ort zu lieben.

Ist das eine Antwort für Dich, Margarethe?

Margarethe: Ja, Renée. Ich danke Dir!

Fallbeispiel Beatrice

Beatrice ist eine lebhafte, spontane und schöne Frau Ende vierzig. Sie besucht regelmäßig die Meditationen von Renée und hat mir die Erlaubnis gegeben, ihre persönliche Geschichte ins Buch aufzunehmen. Ich durfte bei zwei ihrer Behandlungen bei Renée als Beobachterin dabei sein. Sie hat sich beide Male bereit erklärt, mit mir über ihre Empfindungen und Emotionen zu sprechen, sowohl nach den Behandlungen als auch dazwischen.

Behandlung März 2013

Beatrice kam zu Renée aufgrund ihrer Diagnose „Gebärmutter-Myome". Eine Krankheit, die 70% aller Frauen im Alter zwischen 35 und 55 betrifft. Es gibt viele Erklärungen für das Entstehen dieser Krankheit, sowohl medizinisch als auch alternativ. Genauso gibt es auch viele verschiedene Möglichkeiten, wie man mit diesem Gewächs in der Bauchhöhle umgehen kann, klassisch-medizinisch oder mit alternativen Therapien. Die Entscheidung, was gut, wirkungsvoll und letztlich richtig ist, sollte jede Frau für sich treffen.

Beatrice stand kurz vor der Operation, da ihre Myome schon groß geworden waren und bei ihr permanente Müdigkeit, Stimmungsschwankungen sowie unerträgliche und unerklärliche Rückenschmerzen verursachten. Dazu lag seit zwei Jahren ein auffälliger Eisenmangel vor.

Beatrice ist das zweite Mal verheiratet, aus der zweiten Ehe hat sie eine erwachsene Tochter, die schon selbstständig in einer anderen Stadt lebt. Nach fünfundzwanzig Jahren gemeinsamen Lebens zu Dritt, lebt sie jetzt mit ihrem Mann zusammen in einem wunderschönen Haus mit Garten. Beide sind berufstätig, jeder führt eine eigene Firma.

Bei der Behandlung scheint Beatrice ein bisschen verwirrt zu sein. Die Myome sind sehr schnell gewachsen, doch sie ist mit einer OP eigentlich gar nicht einverstanden. Renée

◉ **Fallbeispiele**

legt zart eine Hand auf ihren Bauch, mit der anderen Hand hält sie Beatrices Hand.

„Ja, ich spüre das Gewächs. Es ist wirklich groß", sagt Renée sanft und leise.

„Ach, wie schön ist es, Deine Hand und Deine Wärme auf meinem Bauch zu spüren", erwidert Beatrice. In ihrem Gesicht zeigt sich eine leichte Verspannung.

Renée: „Hast Du Dir schon die Frage gestellt, warum das in Deinem Bauch gewachsen ist? Was das bedeuten mag?"

Beatrice: „Ja, die Frage habe ich mir natürlich gestellt. Aber eine Antwort habe ich noch nicht gefunden. Man sagt, dass ein Myom ein Zeichen für einen unerfüllten Kinder-Wunsch sei. Aber ich habe wirklich keine unerfüllten Kinderwünsche. Nein, bestimmt nicht. Da bin ich mir ganz sicher. Ich habe eine wunderbare Tochter, und ich wollte nie mehr Kinder in meinem Leben haben. Als Mutter fühle ich mich erfüllt. Ich fühle mich gut, aber es ist so schnell in mir gewachsen. Ich verstehe es nicht. Und ich bin auch noch nie in meinem Leben operiert worden!"

Beatrice fängt an zu weinen. Sie seufzt, ihre Tränen fließen, und im Raum entsteht plötzlich eine unglaubliche Traurigkeit. Renée fährt mit der Hand über ihren Bauch, hält ihre Hand fest und strahlt ganz viel Liebe und Ruhe aus. Dann fragt sie wieder: „Was meinst Du, warum ist es Dir passiert? Woran bindest Du Dich? Was fehlt Dir?"

Zwischen Tränen und Seufzen versucht Beatrice etwas zu

sagen. „Ja, ja… ich bin so allein. Mir fehlt einfach die Liebe. Alle lieben mich, das merke ich, das weiß ich, und trotzdem fehlt sie mir."

Renée: „Ja, ich spüre, wie Dein Bauch sich plötzlich verkrampft. Es ist eine starke Spannung in Dir."

Beatrice: „Ja, das stimmt. Mir fehlt Zärtlichkeit." Nach diesen Worten quollen wieder dicken Tränen aus ihr hervor. Nach eine Weile sprach sie wieder langsam und leise weiter: „Mein Mann. Er ist zwar lieb und kümmert sich um alles. Aber innerlich ist unsere Beziehung leer. Er umarmt mich nicht, ich empfinde ihn in meinem Leben nicht mehr als Mann. Ich weiß nicht, ob man das verstehen kann. Mir fehlt seine Zuneigung, seine Nähe, seine Anerkennung. Als Mensch und absolut als Frau. In den letzten Jahren habe ich nichts davon von ihm bekommen. Ich möchte ihn als meinen Mann an meiner Seite haben, als jemanden, den ich auch berühren und küssen kann. Als jemanden, der diese Berührungen erwidert. Für ihn ist das aber nicht wichtig, er sieht nur seine berufliche Aufgabe. Er freut sich, dass unsere Tochter aus dem Haus ist und er deshalb jetzt mehr Ruhe hat. Unsere Beziehung zwischen Mann und Frau ist weit in den Hintergrund getreten. Seit zwei Jahren. Und es tut mir weh. Sehr weh. Ich sehne mich nach seiner Anerkennung. Ich wünsche mir, von ihm auch als Frau angenommen zu werden.

Renée: „Hast Du ihm das gesagt?"

Beatrice: „Nein, ich schäme mich. Ich möchte nicht um

⊙ **Fallbeispiele**

Liebe betteln. Ich habe versucht, etwas zu ändern, mich beispielsweise anders zu kleiden. Ich kümmere mich sehr darum, wie ich aussehe, damit ich immer interessant für ihn bleibe. Aber ich denke, damit er mich anders sieht, braucht es eine Änderung in meinem Inneren. Wir schlafen auch seit Jahren getrennt."

Renée: „Meinst Du, es gibt eine andere Frau in seinem Leben?"

Beatrice: „Ich weiß nicht. Ich denke nicht, ich habe nie genauer nachgeforscht. Das kann ich nicht beantworten. Ich konzentriere mich nur darauf, dass ich seine Anerkennung bekomme. Ich tue vieles, damit zu Hause Harmonie und Schönheit herrschen, damit alles schön aussieht und er nach Feierabend Ruhe hat. Ich mag diese Schönheit, die wir zu Hause haben. Er schätzt sie auch, das weiß ich. Aber er sagt das nicht. Er sagt mir nie, wie glücklich er ist, dass es uns so gut geht, dass ich seine Frau bin. Mir fehlt einfach seine Zärtlichkeit, seine Anerkennung."

Renée: „Kann es sein, dass Du Dir selber keine Anerkennung schenkst?"

Beatrice schweigt plötzlich und schaut ganz erstaunt in die Leere. In ihren Augen zeigen sich viele Fragen.

Renée: „Sage mir einmal, worauf Du stolz bist? Was machst Du gut, worin fühlst Du Dich gut, worin bist Du einzigartig, egal, was andere dazu sagen?"

Beatrice staunt immer noch und sagt ganz leise: „Ach, ich weiß nicht, darüber habe ich nie nachgedacht. Ich bin gut in meinem Job, und ich liebe es, wie schön unser Haus ist. Unser Garten ist ein Paradies für mich."

Renée: „Aha, siehst Du. Und was noch?"

Beatrice: „Ich weiß wirklich nicht mehr, momentan. Ich bin so voller Traurigkeit und Schmerz, weil mir Liebe und Zärtlichkeit fehlen. Ich empfinde in letzter Zeit nur diese Traurigkeit."

Renée streicht wieder zart über Beatrices Bauch. Die Spannung um Beatrice ist weniger geworden, sie nimmt wohl die heilende Energie wahr, die zu ihr fließt.

Renée: „Nimm diese Traurigkeit an und frage sie, was sie Dir vermitteln möchte. Schaue sie an, halte sie in Deinen Armen wie ein Kind. Sie möchte von Dir angenommen werden. Genauso wie Du auch. Stoße sie nicht weg und höre zu, was sie Dir sagen will."

Renée hält die Hand an Beatrices Bauch und nach einer kurzen Weile an ihr Herz-Chakra. Ab und zu fließen bei Beatrice Tränen, aber sie ist nicht mehr angespannt.

Renée: „Ich fühle tiefe Schuldgefühle in Dir, die auch im früheren Leben schon da waren. Nimm Dir jetzt Zeit vor Deiner OP und schaue genau hin, wo diese Schuldgefühle herkommen. Nimm Dir Zeit und habe Geduld mit Dir, Du wirst die Antwort bekommen. Sei lieb und ehrlich zu Dir. Die Liebe zu Deinem Mann ist in Ordnung. Deine Schuldgefühle schreiben ihm aber die Rolle des Täters zu, und damit spielt er für Dich auch diese Rolle. Bleibe ruhig und höre zu, was Dir dein Körper sagen will. Vertraue Deiner Weiblichkeit und Deiner Intuition. Du bekommst die richtigen Antworten. Bei der OP werde ich Dich geistig begleiten. Es ist wichtig für Dich, diesen Schritt zu machen. Du hast dadurch eine Chance, die alten Schmerzen und Schuldgefühle loszulassen. Schaue nur hin und höre zu."

Beatrice hatte gerade noch sechs Wochen bis zur Operation, und sie nutzte diese Zeit wirklich, um zu verstehen, was diese Schuldgefühle für sie bedeuteten. Sie gestand sich in einem Gespräch ein, dass sie sich über diese Schuldgefühle in sich nie bewusst war. Sie hatte nie darüber nachgedacht. Ihr Leben verlief relativ gut und glücklich. Sie gab ihrem Mann und der Erziehung der gemeinsamen Tochter viel Raum. Dabei steckte sie oft die eigenen Interessen zurück. Das alles war für sie normal. Es gab nie einen bösen Konflikt in der Familie. Doch nach mehr als zwanzig Jahren Eheleben sind Zärtlichkeit und Nähe langsam verschwunden, stattdessen zog eine gewisse vertraute Bequemlichkeit ein – und auch das war normal für sie. Sie hat einfach ihre Weiblichkeit, ihre natürliche Fähigkeit, sich am Leben zu erfreuen, sich selber neu zu erfinden und zu definieren, gänzlich versteckt. Sie konnte sich auch nicht vorstellen, wie sie damit hätte umgehen sollen.

„Was bedeutet es, die eigene Weiblichkeit voll zu leben?", fragte sie in einem Gespräch und hatte sich selbst darauf geantwortet: „Ich beobachte jetzt meine Handlungen und Reaktionen. Einiges ist mir klar geworden. Ich stelle tatsächlich viele Erwartungen an meine Umgebung. Ich war nur dann glücklich und zufrieden, wenn mich mein Mann für etwas lobte. Das kam jedoch immer seltener vor. Wahrscheinlich war es für ihn irgendwann merkwürdig, mich ständig zu loben. Aber für mich war es wichtig. Ich habe mir deswegen immer enorm Mühe gegeben. Aber es kam nie das, was ich mir erhoffte. Was für ein Hamsterrad! Er konnte meine Unzufriedenheit nicht verstehen, und auch das war frustrierend für mich. Er lobt mich nicht, und noch dazu verstand er mich nicht. Immer das gleiche Spiel, das alte Opfer-Täter-Spiel."

Beatrice erzählte weiter: „Am Anfang konnte ich nicht alles annehmen, was Renée sagte. Ihre Behandlung war so heilsam, aber ich war nicht überzeugt, dass meine Handlungen diesen direkten Draht zu meinem Körper haben könnten. Schuldgefühle und Myome – das war für mich am ersten Tag ein bisschen rätselhaft. Ich habe doch alles richtig und mit Liebe gemacht. Wieso Schuldgefühle? Erst dann habe ich bemerkt, wie viele Erwartungen in mir sind und wie wenig Freude ich im Inneren trage. Äußerlich war ich immer fröhlich, innerlich hingegen angespannt. Ich war verkopft, alles sollte nach meinen Vorstellungen ablaufen.

Diese Erwartungen sind tief in mir verwurzelt. Wenn ich nicht mein Lob bekomme, bin ich unsicher, ob meine Handlung gut war. Dann wächst mein Streben nach Perfektion, um letztendlich doch meine Anerkennung zu bekommen. Meine Schlussfolgerung ist also, nicht gut genug zu sein. Und weil ich denke, nicht gut genug zu sein, wächst ein weiteres Schuldgefühl in mir. Erneut das Hamsterrad. Und das steht auf allen Feldern – auch in meiner Firma.

Lob war immer so wichtig für mich! Ich schätze mich selber nicht, will aber, dass mich die anderen schätzen. Wie soll das nur funktionieren!?

Jetzt fühle ich mich befreit. Ich habe dieses Muster in mir durchschaut, für mich entschlüsselt. Ich fühle mich innerlich plötzlich reifer und klarer, die Spannung in mir ist nicht mehr so stark."

Nach der Operation, die für Beatrice gut verlaufen ist, war sie wieder zur Behandlung bei Renée.

Behandlung Juni 2013

Beatrice sah gut aus, ausgeglichen und lächelte, als wir uns bei Renée getroffen haben. Renée ist sofort interessiert gewesen und wollte wissen, wie es Beatrice ergangen ist und was sie jetzt empfindet. „Deine Augen strahlen wieder so schön. Und das wunderbare Licht um Dich ist schön zu ansehen!", sagte sie.

„Ja, mir geht es auch sehr gut. Es hat sich so viel bei mir gelöst. Ich bin wie ein neuer Mensch. Vor ein paar Monaten noch hätte ich das nicht geglaubt. Aber tatsächlich habe ich ein ganz neues Lebensgefühl entdeckt. Und meine Erwartungen, ach, heute muss ich lachen. Warum machen wir Menschen uns das Leben so schwierig? Warum macht das Denken, der Kopf, uns das Leben so kompliziert?"

Renée: „Siehst Du, wenn man in Liebe ist, wenn man sich der Liebe öffnet, das verändert viel."

Beatrice: „Ja, so ist es. Aber bis man das in sich entdeckt. Und ich denke nicht, dass ich schon alles entdeckt habe. Aber ich bin so glücklich und erleichtert."

Beatrice strahlte, und für mich selbst erschien sie auch wie eine neue Frau. Und natürlich war ich ebenfalls neugierig darauf, wie sie das alles geschafft hatte. Es stellte sich mir die Frage, ob man etwas aktiv ändern muss oder ob es ausreicht, offen zu bleiben, der inneren Stimme zu lauschen und ehrlich damit umzugehen. Die Energie im Raum war anders, und auch die Behandlung verlief auf einer ganz anderen Ebene. Es war diesmal ein Gespräch zwischen vertrauten Seelen, nicht nur ein „Hand-Auflegen". Aber es war genauso heilsam. Jedes Wort, jede Handbewegung, jeder Blickaustausch. Die heilende Energie war da.

Beatrice: „Ich durfte eine für mich persönlich interessante Erfahrung machen. Jedes Jahr – und das geht schon mindestens acht Jahre so – musste ich meinen Mann auf eine

◉ **Fallbeispiele**

Veranstaltung seiner Firma als Ehefrau begleiten, wo viel über Geschäft und Management gesprochen wird. Seit Jahren hasse ich diese Veranstaltungen. Mein Mann ist dort der Mittelpunkt, jedes Jahr hat er eine wichtige Ansprache gehalten, wurde bewundert, gelobt und wertgeschätzt. Ich habe es so gehasst – natürlich still für mich, in meinem Inneren, es war für mich sehr leidvoll. Erst dieses Jahr, nach allem, was ich durch die Operation, vor der Operation und während meiner Genesung innerlich erlebt habe, habe ich ihm gesagt, dass ich dieses Jahr nicht mitkommen würde. Das war ein Krach zwischen uns! Ich dachte, die Ehe sei vorbei, jetzt sei definitiv Schluss. Ich habe Nein gesagt, ohne schlechtes Gewissen und ohne bedrückendes Gefühl, ohne Minderwertigkeitsgefühl. Einfach ein klares und bewusstes Nein, weil ich mir im Klaren darüber war, dass ich das nicht wieder mitmachen wollte – ich wusste, meine negativen Gefühle und Erwartungen würden wieder hochkommen. Das wollte ich vermeiden, so bin ich zu Hause geblieben – und er ist allein gefahren. Bevor er ging, war die Atmosphäre zu Hause allerdings wirklich dicht. Du liebe Güte!

Ich bin zu Hause geblieben und verspürte eine unglaubliche Ruhe in mir: Eine heilende Ruhe und Klarheit. Irgendwann nachts kam er nach Hause, schlich sich in mein Zimmer, küsste mich ganz zart auf die Wangen und sagte mir: „Liebes, ich habe Dich so vermisst." Es klingt unglaublich, aber ich habe in diesem Moment gespürt, dass er mich wirklich liebt. Die Liebe ist eine unglaubliche Kraft, wenn man sie zulässt. Und der Ursprung der Liebe – das habe ich jetzt verstanden – liegt nicht bei meinem Mann, sondern in mir selbst."

> „Es gibt keine Probleme mehr, wenn wir die wahre,
> starke Liebe in uns spüren und leben.
> Das Bewusstsein bindet sich
> an die Liebe – völlig problemlos."
>
> – RENÉE BONANOMI –

Heilung geschieht im Jetzt
Renée Bonanomi
Hardcover
ISBN 978-3-89427-594-5

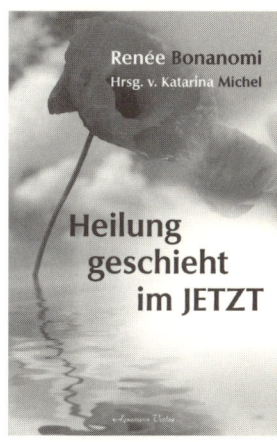

In diesem Buch schildert Renée Bonanomi erstmals ihren persönlichen Lebensweg und legt die Grundlagen ihrer Heilungsarbeit in Theorie und Praxis dar. Sie beschreibt in radikaler Offenheit die Eigenverantwortung jedes Einzelnen für seine Gesundheit und führt sie zurück auf die gestörte „Einheit allen Lebens". Dieses Buch über Geistheilung ist bahnbrechend, weil niemals zuvor mit solch unbestechlicher Klarheit die ewigen GESETZE des Heilens dargelegt wurden. Kein Heiler darf gegen diese Gesetze verstoßen, andernfalls wird ihm seine Gabe genommen werden. Dies führt Renée Bonanomi zu der revolutionären Erkenntnis: „Wahre Heilung geschieht nur, wenn der Heiler nicht mehr da ist!"

Wie Verzeihen wirklich gelingt
Warum Vergebung heilt
Marcia Ford
Hardcover, 180 Seiten
ISBN 978-3-89427-637-9

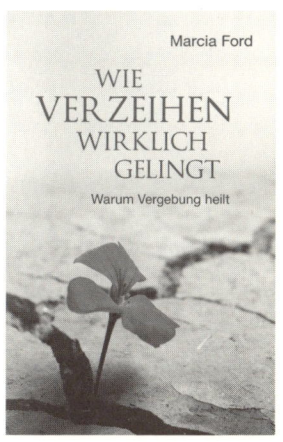

Marcia Ford schildert in ihrem bewegenden und aufrüttelnden Buch, welche tiefgreifenden Veränderungen im Menschen ausgelöst werden, wenn er eine alte Verletzung dadurch heilt, dass er dem einstigen Verursacher der schmerzhaften Tat wahrhaft verzeiht und aufrichtig vergibt. Besonders berührend in der Beschreibung dieser Prozesse ist der Umstand, dass im Moment des Verzeihens Opfer und Täter Heilung finden! Die schmerzhaften Bande schicksalhafter Verknüpfung binden beide Betroffene. Dieses wahrhaft heilsame Buch schenkt nicht nur viele praktische Hinweise, um Vergebung möglich zu machen, sondern es beweist zugleich: Alles Leben ist eins, und alles ist mit allem verbunden!

12 Gesetze der Heilung
Die Hintergründe von
Gesundheit und Krankheit
Katarina Michel und Peter Michel
Hardcover, 192 Seiten
ISBN 978-3-89427-560-0

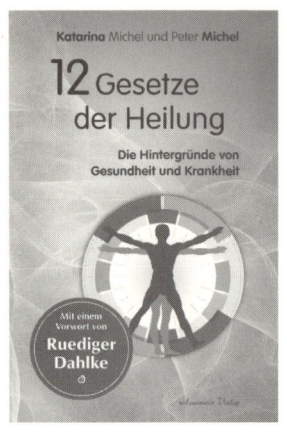

Die „Zwölf Gesetze der Heilung" stellen keinen „How-to-do-Ratgeber" dar, sondern behandeln das Wesen von Gesundheit und Krankheit von ihrem Ursprung her. Wer diese „Zwölf Gesetze" in seinem Leben verwirklicht, wird möglicherweise zu seiner eigenen Überraschung feststellen, dass er keine äußere Behandlung mehr benötigt. Er wird unzweifelhaft erkennen: „Wahre Heilung beginnt im Inneren!"

Katarina Michel
Der Mutigen gehört die Welt
Ein Ratgeber für Frauen, die ihr Leben in die eigenen Hände nehmen wollen
Paperback, 124 Seiten
ISBN 978-3-89427-478-8

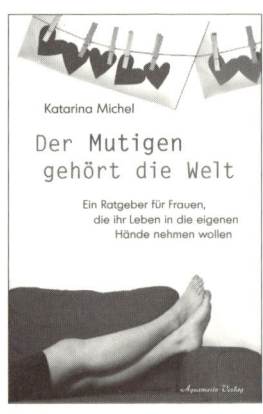

Dieses Buch ist der perfekte Ratgeber, um mit Mut und Selbstvertrauen den Weg in eine neue, lebendige und selbstbestimmte Zukunft zu gehen.
Es geht darum, sich offen und ehrlich anzuschauen und zu fragen: „Wer bin ich?" und „Was will ich?" Wer diese Fragen für sich beantwortet hat, kann dann als Nächstes fragen: „Mit wem und wie will ich meinen weiteren Weg gehen?"
Für die Beantwortung jener grundlegenden Fragen hält dieser Ratgeber überaus hilfreiche Übungen bereit, die auf einfache, aber effektive Weise dazu beitragen, sich selbst zu finden und dann mutig dem eigenen Weg zu folgen.
Wer sich mutig dem Leben zuwendet, für den hält das LEBEN wundervolle Überraschungen bereit!